라이프스타일과 건강증진

김 영 복 저

Lifestyle and Health Promotion

계축문화사

머리말

우리나라는 다른 국가에 비해 인구의 노령화가 급속도로 진행됨에 따라 만성질환을 예방하고 건강증진을 도모하기 위한 효과적인 접근방안 및 전문성을 갖춘 인력 배치의 필요성이 급격히 증가하고 있다. 이와 함께 세계적으로 건강결정요인 및 건강문제를 사전적으로 예방하고 관리하기 위한 노력이 사회적인 주요 관심사로 대두되고 있으나, 이를 지원하기 위한 명확한 개념 정립, 효과적인 프로그램의 개발, 적절한 자원의 배분, 효율적인 사업수행방안 등이 부족한 실정입니다.

다행이 1995년에 제정된 국민건강증진법에 기초하여 5년 마다 국민건강증진종합계획을 수립하고 있으며, 국민건강증진법의 개정, 지역보건법의 개정 및 보건의료인력지원법의 제정 등을 통해 공공부문 건강증진사업의 효과적인 지원체계를 마련하고 있다. 또한 개인 및 인구집단의 건강증진사업을 강화함으로써 만성질환 예방, 건강수명 연장, 의료비 절감, 삶의 질 향상 등을 위한 다양한 방안을 모색하고 있다. 하지만 현대의 의학기술과 정보기술(IT)의 발전은 개인 및 인구집단의 맞춤형 건강증진 서비스에 대한 사회적 요구를 증가시키고 있어, 건강증진을 위한 개별 프로그램 뿐 만 아니라 개인 간, 조직, 지역사회, 국가 수준의 프로그램을 함께 추진하도록 요구하고 있다. 특히 건강에 대한 인식수준을 높이고, 생활습관(라이프스타일)을 개선하며, 건강한 환경을 조성하기 위한 인지적, 행동적, 환경적 접근방안은 건강증진의 중요한 과정으로 수행되고 있다.

이러한 이유로 이 책은 개인 및 인구집단의 건강결정요인인 라이프스타일의 주요 특성을 이해하고, 효과적인 관리방안을 습득하는데 도움을 주고자 집필하게 되었다. 내용 구성은 크게 제1부 건강과 건강결정요인, 제2부 라이프스타일과 건강생활실천으로 나누어 구성하였다. 제1부에서는 건강증진의 개념 및 건강생활실천의 세계적 동향, 건강결정요인과 라이프스타일, 인체의 구조와 성장 · 발달, 건강평가 등 건강증진에 관한 기초 지식을 다루었으며, 제2부에서는 금연, 절주, 신체활동, 식생활, 스트레스 관리, 건전한 성 생활 등 라이프스타일의 개선을 통한 건강생활 실천방안을 제시하였다. 이는 건강위험요인에 대한 행동변화의 필요성, 주요 개념, 건강 효과, 실천 계획을 학습함으로써 건강생활 실천에 필요한 건강기술을 함양하도록 지원하기 위한 것이다.

따라서 앞으로 이 책이 건강결정요인의 주요 특성을 이해하고, 효과적인 관리방안을 습득하는데 기여할 수 있는 안내서가 되길 희망한다. 대학생 뿐 만 아니라, 대학에서 보건교육과 건강증진을 전공하는 학생들, 보건의료 현장에서 건강증진사업을 수행하는 전문 인력들, 관련 종사자들에게 건강증진에 관한 이해를 높이는데 작은 보탬이 되길 바라며, 출판에 많은 도움을 주신 계축문화사 사장님과 임직원 분들께 감사드린다.

2019년 12월

교수연구동에서 김영복

차례

제1부 건강과 건강결정요인

제2부 라이프스타일과 건강생활실천

제 1 부

건강과 건강결정요인

제1장

건강증진의 개념 및 건강생활실천의 세계적 동향

1.1. 건강의 개념

세계보건기구(WHO)에 의해 1946년에 제정되고 1948년 발효된 세계보건기구 헌장에 따르면 "건강이란 단지 질병이 없거나 허약하지 않은 것만 말하는 것이 아니라 신체적, 정신적, 사회적으로 완전히 안녕한 상태에 놓여 있는 것을 말한다."라고 규정되어 있다("Health is a state of complete physical, mental and social well-being, and not merely absence of disease or infirmity."). 즉 건강은 생존의 목적이 아닌, 일상생활에 잘 대처할 수 있는 능력을 말하는 것으로 신체 역량 뿐 아니라, 사회적 · 개인적 대처 능력을 강조하는 긍정적 개념이다.

건강이란 신체의 구조나 기능의 영역을 넘어서 감정, 가치관, 이성 등의 개념을 포함하며, 타인과의 인간관계까지 포함하고 있다. 건강은 사람들이 성취할 수 있는 상태가 아니라 오히려 계속적으로 변화하는 우리 삶에서 역동적인 과정으로 이해해야 한다. 신체적, 정신적, 사회적으로 완전히 행복한 상태란 현실에서 불가능하기 때문에, 건강의 정의라고 하기보다는 우리가 추구해야 하는 이상 또는 목표를 이해하는 것이 바람직하다. 이러한 이유로 세계보건기구(WHO)에 제시한 건강 정의는 '완전한 신체적, 정신적, 사회적 차원의 건강 상태'에서 완전한 상태가 주는 부담을 고려하여 개인이 도달할 수 있는 최적의 건강수준으로 표현되고 있으며, 정적인 건강상태를 의미보다는 동적인 과정의 개념으로 강조되고 있다.

이처럼 과거에는 건강을 질병에 대한 예방행위에 주로 초점을 맞추어 개념 정립이 이루어졌으나 최근 들어 건강을 질병에 국한시킨 개념 정립은 거의 찾아볼 수 없게 되었다. 즉, 과거의 건강 지키기가 소극적인 질병예방이었다면 현대의 건강 지키기는 적극적인 건강증진으로 표현되고 있다. 즉 건강을 동적인 개념으로 이해하는 관점은 지속적으로 제기되고 있다.

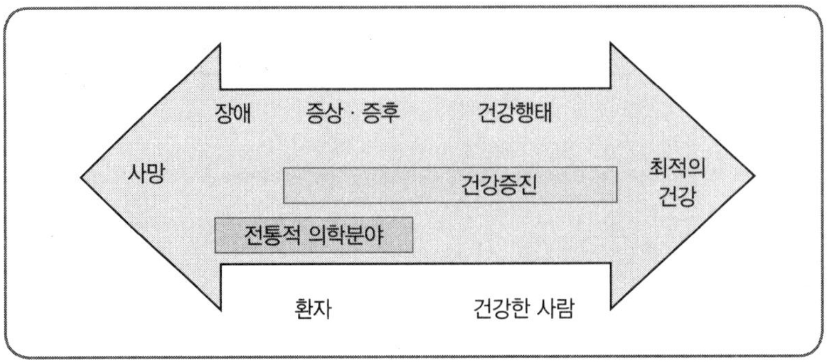

[그림 1-1] 건강의 스펙트럼

과거 신체적 건강이 중시되었던 시대에는 완전한 신체 상태를 건강으로 규정하였으나, 중세시대에는 신체와 정신을 분리하여 신체적, 정신적 건강을 구분하는 이원론을 강조하였다. 그러나 인간을 둘러싸고 있는 물리적, 생물학적, 화학적 환경 뿐 만 아니라 사회적, 정치적, 경제적 환경이 건강에 미치는 영향이 매우 크기 때문에 다양한 측면에서 건강 상태를 설명하는 새로운 관점들이 출현하게 되었다. 즉 건강은 일상생활에서 건강에 이롭게 효과적으로 대처하고, 자신의 기능을 최대한 발휘하여 환경에 적응하고 기능을 통합하는 상태로 설명하게 되었다. 현대에는 최적의 건강수준에 도달하기 위한 신체적, 정신적, 사회적 건강을 포함한 완전한 상태의 건강을 추구하게 되었다. 이러한 변화는 현재에도 지속되고 있다. 건강을 신체적, 정신적, 사회적 측면 뿐 만 아니라 정서적, 영적, 지적, 직업적 건강으로 영역을 확장하고 있다. 이처럼 건강의 개념은 시대적 배경과 요구에 따라 변화되어 왔다.

건강에 영향을 미치는 요인은 다양하다. 건강은 본질적으로 다차원적인(신체적, 정서적, 사회적, 지적, 영역, 직업적) 인간의 역동적인 상태이며, 생활을 위한 자원이고 환경과의 상호작용 및 환경에 대한 적응의 결과이다."로 설명하기도 한다.

"Health is a dynamic state or condition of the human organism that is multidimensional (i.e. physical, emotional, social, intellectual, spiritual, and occupational) in nature, a resource for living, and results from a person's interactions with and adaptations to his or her environment." (McKenzie, et al., 2012)

건강은 삶의 질이며, 사회적, 정서적, 정신적, 영적, 생물학적 적합성(fitness)이 포함된 것으로, 적합성은 환경에 적응하면서 얻어진 결과라고 주장하는 견해도 있다. 건강은 더 이상 '질병이 없는 상태'를 의미하는 것이 아니라 지속적인 상호작용과 통합의 과정을 거쳐 최적의 수준으로 향상시켜야 할 목표가 되었다.

▷ 신체적 건강 (Physical dimension of health)

신체의 크기와 모양, 감각의 예민성, 질병에 대한 감수성, 신체의 기능 정도(시력, 청력, 체력, 지구력), 회복 능력 등

▷ 지적 건강 (Intellectual dimension of health)

새로운 지식과 정보에 대한 수용력, 믿음, 가치관, 의사결정능력 등

▷ 정서적 건강 (Emotional dimension of health)

감정에 대한 적절한 통제, 스트레스 대처능력, 융통성, 적응력, 타협, 양보 등

▷ 사회적 건강 (Social dimension of health)

타인과의 상호작용, 사회적 상황에 대한 적응능력 등

▷ 환경적 건강 (Environmental dimension of health)

외적 환경에 대한 평가 능력, 환경 유지 및 보호 · 개선 능력 등

▷ 영적 건강 (Spiritual dimension of health)

신앙생활, 다른 생명체들과의 관계, 타인에 대한 봉사활동 등

연속선상의 건강에 대한 다차원적인 견해

신체적(physical)		
병감/장애 (illness/disability)	질병/장애로부터의 자유 (freedom from illness/disability)	강한 체력 (high physical fitness)
사회적(social)		
고독/고립 (loneliness/isolation)	고독/고립으로부터의 자유 (freedom from loneliness/isolation)	사회적 경험의 절정 (peak social experience)

영적(spiritual)		
죄의식 (guilty feeling)	죄의식으로부터의 자유 (freedom from guilty)	영적 경험의 절정 (high spiritual experiences)
정서적(emotional)		
통제되지 않는 분노/사랑 (uncontrolled anger/unloved)	통제되지 않는 분노/사랑으로부터의 자유 (freedom from uncontrolled anger/unloved)	정서적 경험의 절정 (peak emotional experiences)
지적(intellectual)		
지적침체 (intellectual stagnation)	지적침체로부터의 자유 (freedom from intellectual stagnation)	지적 경험의 절정 (peak intellectual experience)
직업적(vocational)		
좌절/패배/혐오 (frustration/defeat/dislike)	좌절/패배/혐오로부터의 자유 (freedom from frustration/defeat/dislike)	직업적 성장/활력 (professional growth/vigor)

이를 반영하듯 건강을 단순히 질병이 없는 소극적인 건강보다 개인이 가장 행복한 삶을 누릴 수 있는 최고 수준의 건강을 추구해야 한다는 웰니스(wellness)의 개념이 등장하였다. 즉 건강관리는 생활 방식의 선택과 실천에 의하여 건강이 결정된다는 사실을 인식하고, 자신의 상태와 생활 방식을 평가하고 관리하는 과정을 통하여 보다 높은 수준의 건강에 도달할 수 있다는 것이다. 반면 웰니스의 개념은 건강증진을 위한 적극적인 건강지향적 개념으로 건강생활실천을 개인의 책임으로 인식하고 있다.

웰빙(well-being)은 육체적, 정신적 건강의 조화를 통해 행복하고 아름다운 삶을 추구하는 삶의 방식 또는 문화를 총칭하는 개념으로 주목받고 있다. 몸과 마음, 일과 휴식, 가정과 사회, 자신과 공동체 등이 조화를 이루어 어느 한 쪽으로 치우치지 않은 상태를 의미한다. 웰빙(well-being)의 척도에는 육체적 건강한 상태, 직장이나 공동체에서 느끼는 소속감 또는 성취감, 여가생활이나 가족 간의 유대, 심리적 안정 등이 포함된다.

건강 (health)	단순히 질병이나 허약함이 없는 상태가 아니라 신체적, 정신적, 사회적으로 안녕을 유지하는 것
웰니스 (wellness)	단순히 질병이 없는 소극적인 건강보다 개인이 가장 행복한 삶을 누릴 수 있는 최고 수준의 건강을 추구하는 것
웰빙 (well-being)	행복, 안녕, 복지, 복리 등을 의미하지만 현실적으로는 바쁜 일상과 인스턴트식품, 스트레스에서 벗어나 건강한 육체와 정신을 추구하는 것

1.2. 건강증진의 출현배경

1) 건강증진의 개념

건강증진은 보다 양호한 건강상태를 목표로 만성질환 또는 감염성질환을 예방하고, 스트레스에 대한 저항력을 높이고, 일상생활에서의 활동력을 증가시키는 모든 수단을 포함한다. 건강증진의 개념은 1986년 캐나다 오타와에서 개최된 제1차 국제건강증진회의를 통해 본격적으로 논의되기 시작하였다.

세계보건기구(WHO)는 1984년에 건강증진을 사람들이 자신의 건강을 관리하고 개선하는 과정이라고 기술하였으나, 오타와헌장을 통해 "건강증진이란 사람들이 자신들의 건강관리 능력을 향상시키고 건강수준을 개선시켜 나가는 과정"이라고 정의하였다. 이후 1998년에 "건강증진이란 개인의 기술이나 능력을 향상시키는 활동 뿐 만 아니라 사회적, 환경적, 경제적 상태를 개선하는 활동을 포함한 포괄적인 사회적, 정치적 과정"이라고 건강증진의 정의를 수정하였다. 한편 터너힐(Tannahill 등, 1991)도 건강증진을 "건강에 유익한 생활양식과 환경의 변화, 예방서비스의 개선을 통하여 건강잠재력을 함양함으로써 적극적으로 건강수준을 개선하는 과정"이라고 정의하였다.

반면 다변화하는 사회 속에서 건강에 대한 통제능력이 개인의 노력을 넘어 지역사회의 노력을 강조함에 따라 개인 뿐 만 아니라 지역사회의 건강수준에 영향을 미칠 수 있는 다양한 기전을 동원하는 통합적 접근방식으로 변화하고 있다. 이를 반영하듯 미국 보건교육용어제정위원회(Joint Committee on Health Education Terminology, U.S., 2001)는 "건강증진이란 개인, 집단, 지역사회의 건강에 이로운 삶의 조건과 행동을 지원하는 교육적, 정치적, 환경적, 법적, 조직적 기전의 모든 계획된 조합"이라고 정의하였다. 그린(Green, 1999)도 "건강증진이란 건강에 유익한 행동을 유도하기 위한 보건교육 및 건강과 관련된 조직적, 경제적, 환경적인 지원의 조합"으로 정의하여 건강 향상을 위한 다차원적 접근을 강조하였다.

"Any planned combination of educational, political, environmental, regulatory or organizational mechanism that supports actions and conditions of living conducive to the health of individuals, groups, and communities."
(Joint Committee on Health Education Terminology, U.S., 2001)

[표 1-1] 건강증진 정의

출처	정의
세계보건기구 (WHO)	건강증진은 개인이나 지역사회로 하여금 건강결정인자들에 대한 통제를 증가시키게 하여 스스로의 건강을 향상시키게 하는 과정
오타와 헌장 (1986)	건강증진이란 사람들이 자신들의 건강관리 능력을 향상시켜 건강을 개선할 수 있도록 하는 과정이다.
터너힐 (Tannahill 등, 1991)	건강증진이란 건강에 유익한 생활양식 및 환경의 변화와 예방 서비스의 개선을 통하여 건강잠재력을 함양하여 적극적 건강 향상을 도모하는 것이다.
그린 (Green, 1999)	건강증진이란 건강에 유익한 행동을 유도하기 위한 보건교육 및 건강과 관련된 조직적, 경제적, 환경적인 지원의 조합이다.
미국 보건교육 용어제정위원회 (2001)	건강증진이란 개인, 집단, 지역사회의 건강에 이로운 삶의 조건과 행동을 지원하는 교육적, 정치적, 환경적, 법적, 조직적 기전의 모든 계획된 조합이다.

▷ 건강증진의 주요 특징

- 역량 강화(empowerment) : 개인과 지역사회로 하여금 그들의 건강에 영향을 미치는 개인적, 사회경제적, 환경적 요인 전반을 강화시킬 수 있는 힘을 갖도록 한다.
- 참여(participation) : 과정의 전 단계에 관련자를 참여시킨다.
- 협력(collaboration) : 관련 분야와 기관 간에 서로 협력한다.
- 다양한 전략 활용(strategies) : 정책 개발, 조직적 변화, 지역사회 개발, 법률 제정, 옹호, 교육, 커뮤니케이션을 포함한 다양한 접근을 시도한다.

2) 건강증진 연구

건강증진에 관한 대표적인 연구는 벨롯과 브레슬로우(Belloc & Breslow, 1972)가 5년간 6,928명을 대상으로 수행한 건강행위 실천과 잔여수명에 관한 연구이다. 수명 연장과 관련이 있는 7가지 건강행위(흡연, 음주, 운동, 체중, 수면, 아침식사와 간식) 중 3가지 이하를 실천하는 사람의 평균 잔여수명은 22년, 5가지를 실천하는 사람의 평균 잔여수명은 28년, 6가지 이상을 실천하는 사람의 평균 잔여수명은 33년으로 건강행위 실천여부에 따라 평균 잔여수명이 11년까지 차이가 있음을 보고하였다. 또한 버크만과 브레슬로우(Berkman & Breslow, 1988)는 7가지 건강행위 중 흡연, 음주, 운동, 체중 및 수면은 사망률과 연관성이 있음을 추적 조사를 통해 밝혀내었다.

※ 7가지 건강행동 실천항목

① 하루 7-8시간 수면을 취함.

② 매일 아침식사를 함.

③ 식사와 식사 사이에 간식을 하지 않음.

④ 정상체중을 유지함.

⑤ 규칙적인 운동을 실천함.

⑥ 적정 양의 술을 마시거나 술을 마시지 않음.

⑦ 담배를 피우지 않음.

▶ **수명 연장과 관련이 있는 7가지 건강행위**
- 3가지 이하를 실천하는 사람의 평균 잔여수명: 22년
- 5가지를 실천하는 사람의 평균 잔여수명: 28년
- 6가지 이상을 실천하는 사람의 평균 잔여수명: 33년

▶ **건강행위 실천여부에 따른 평균 잔여수명 차이: 11년**

이처럼 건강행위 실천이 사망률 감소 및 수명 연장을 가져옴에 따라 이를 뒷받침하기 위한 사회적 기반조성에 관심을 갖게 되었고, 건강에 직접적으로 영향을 미치는 개인, 가족, 집단, 지역사회의 건강행위 영역 뿐 만 아니라 생활양식(섭식, 운동, 노동 등), 개인을 둘러싸고 있는 생활환경에도 관심을 갖게 되었다.

건강증진의 개념과 건강결정요인에 관한 논의는 캐나다의 보건부 장관인 마크 라론데(Marc Lalonde)에 의해 1974년에 발표된 '캐나다인 건강의 향후 전망(A new perspective on the health of Canadian)' 보고서를 통해 공식적으로 제기되었다. 이 보고서에서는 인간 생태학(human biology), 생활양식(life style), 환경(environment), 보건의료체계(heath care organization)를 건강결정요인으로 제시하여 건강행동의 중요성을 강조하였다.

라론데(Lalonde) 보고서의 주요 내용	
• 건강 분야에 대한 전통적인 견해 • 전통적인 견해의 한계점 • 건강 분야의 주요 문제점 • 건강 분야의 개념 • 건강 분야의 주요 쟁점들(issue) • 위험인구집단	• 연방정부의 입헌적 권력과 역할 • 연구 지원 • 과학과 건강증진 • 치료(cure)와 돌봄(care) • 정신 건강 • 건강 분야의 개념과 향후 전략

※ 건강 분야(health field): 건강에 영향을 미치는 요소들을 포함한 광의적 건강 체계

이후 세계보건기구(WHO, 1984)는 건강증진을 사람들이 자신의 건강을 관리하고 개선하는 과정으로 규정하였고, 건강을 위한 생활터(setting for health) 이론을 제시하여 건강증진 학교, 직장, 지역사회의 중요성을 강조함으로써 보건정책의 방향을 예방 및 건강증진으로 전환시키기 위해 노력하고 있다.

3) 국제건강증진회의

세계보건기구(WHO)는 건강증진의 원칙과 전략을 특정한 건강문제나 특정한 건강관련 행태에 국한하지 말고 다양한 인구집단, 위험요인, 질병, 다양한 생활터에 적용할 것을 권고하고 있다. 다시 말해 만성질환의 예방과 같이 감염성질환, 사고와 폭력, 정신보건 문제의 해결을 위해 건강증진과 교육, 지역사회 개발, 정책, 입법, 규제와 같은 활동들을 활용할 수 있다. 건강증진과 관련된 국제건강증진회의의 주요 내용을 살펴보면 다음과 같다.

[표 1-2] 세계보건기구(WHO)의 국제건강증진회의 현황

명칭	개최시기	장소	주요 내용
제1차 국제회의	1986. 11.	캐나다 오타와	• 오타와 건강증진헌장 채택 • 건강증진의 정의, 건강증진의 활용영역, 건강증진의 전략 채택
제2차 국제회의	1988. 04.	호주 애들레이드	• 건강한 공공정책수립 강조
제3차 국제회의	1991. 06.	스웨덴 순스발	• 건강지원환경의 중요성 강조
제4차 국제회의	1997. 07.	인도네시아 자카르타	• 건강증진을 위한 사회적 책임, 투자 협력의 확장 • 건강증진과 보건의료개발 • 공공부문과 민간부문의 동반적 관계 강조
제5차 국제회의	2000. 06.	멕시코 멕시코시티	• 형평성의 격차 해소를 위한 건강증진 • 건강은 삶의 긍정적 자산 • 사회 및 경제발전과 건강형평성
제6차 국제회의	2005. 08.	태국 방콕	• 방콕헌장(Bangkok Charter) 채택 • 지역사회 역량강화를 위한 정책과 파트너십 및 건강형평성 확보 • 건강증진을 위한 우선과제 선정 및 자원 배분 • 국가 · 지역사회 · 시민사회 · 기업 활동 강조
제7차 국제회의	2009. 10.	케냐 나이로비	• 수행격차 해소를 통한 건강증진과 발전 • 건강증진과 개발 • 수행 역량의 격차 해소

제8차 국제회의	2013. 06.	핀란드 헬싱키	• 헬싱키선언문(Helsinki Statement) 채택 • 건강 및 건강형평성 실현을 위한 HiAP (Health in All Polices) • '건강을 모든 정책의 목표로' ('Health in All Policy', HiAP) • 모든 공공정책의 의사결정 시 건강 개선을 위해 위해한 건강 영향의 감소와 시너지 효과 고려
제9차 국제회의	2016. 11.	중국 상하이	• 지속가능발전목표에서의 건강증진 (Health for All and All for Health)

(1) 제1차 국제건강증진회의

1986년에 캐나다 오타와에서 개최된 제1차 국제건강증진회의에서는 건강 보장을 위한 건강증진의 원칙과 추진 전략을 수립한 오타와 헌장(Ottawa Charter)을 발표하였다. 건강증진의 원칙은 다음과 같다.

- 건강증진은 특정 건강문제를 갖고 있는 사람들 뿐 만 아니라 지역사회 주민들의 일상생활에 관한 전반적인 문제를 통합하여 다룬다.
- 건강증진은 건강 문제의 원인 또는 건강결정요인에 중점을 둔 활동이다.
- 건강증진은 건강위험요인을 감소시키기 위한 의사소통, 교육, 법적활동, 경제적 방법, 조직 변화, 지역사회 개발, 지역의 활동 등 다양한 활동들을 포함한다.
- 건강증진은 효과적이고 확실한 지역사회 주민의 참여를 목표로 한다.
- 건강증진의 활성화에 가장 중점적인 역할을 하는 사람은 의료인보다 일차건강관리자이다.

▷ 건강증진의 5가지 활동

- 국민의 건강을 보장하기 위한 건강한 공공정책 수립 (build healthy public policy)
- 공공정책의 수립과 실천을 뒷받침하기 위한 지원적인 환경 조성 (create supportive environment)
- 환경조성을 효과적으로 추진하기 위한 지역사회 활동 강화 (strengthen community action)
- 개인과 가족, 사회의 건강을 유지 및 증진시키기 위한 건강기술 개발 (develop personal skills)
- 보건서비스 방향 전환 (reorient health service)

(2) 제2차 국제건강증진회의

1988년에 호주 애들레이드에서 개최된 제2차 국제건강증진회의에서는 건강한 공공정책의 우선순위에 관한 논의가 이루어졌으며, 여성보건, 영양, 알코올/금연, 환경 정책에 관한 기본 방향을 마련하였다. 제2차 회의는 오타와회의의 결정사항을 재확인하고 모든 국가가 건강증진에 동참하도록 건강증진정책의 중요성을 다음과 같이 강조하였다.

- 건강보장을 위한 국가자원은 건강정책을 통해 공평하게 배분되어야 한다.
- 국민의 건강을 위하여 쾌적한 생활과 작업환경을 조성해야 한다.
- 정책을 수립할 때는 평화, 기본인권, 사회정의, 자연생태 보존, 지속적인 발전을 고려해야 한다.
- 국민건강 향상을 위하여 부문 간의 협력이 이루어져야 한다.
- 의료기술의 발전은 국민의료의 균등한 혜택을 제공하는데 기여한다.

(3) 제3차 국제건강증진회의

제3차 국제건강증진회의는 1991년 스웨덴 순스발에서 열렸고, 건강에 지원적인 환경구축에 관한 논의와 함께 교육, 식량과 영양, 가정과 이웃, 직업, 교통, 사회적 지원과 돌봄 등의 건강결정요인에 관한 종합적 논의가 이루어졌다. 또한 보다 적극적인 건강지원 환경을 구축해야 할 필요성을 다음과 같이 강조하였다.

- 건강의식을 고취시키기 위해 여성을 포함한 모든 지역사회의 범국민적인 계몽교육이 필요하다.
- 개인과 지역사회는 그들의 건강을 지키고, 건강한 환경을 조성할 수 있는 능력을 함양하기 위해 적절한 교육을 제공받고, 활성화되어야 한다.
- 건강지원 환경을 조성하기 위해 범사회적 운동이 전개되어야 하고, 이를 효과적으로 이끌고 갈 관련기관 간의 협력체계를 구축한다.
- 건강지원 환경구축을 위한 다양한 활동 속에서 기관 또는 단체 간의 상반된 이해문제로 인하여 협력체계가 훼손되지 않도록 조정 및 연계 방안을 마련해야 한다.

(4) 제4차 국제건강증진회의

제4차 국제건강증진회의는 1997년 인도네시아 자카르타에서 '건강증진은 가치있는 투자'라는 주제로 개최되었고, 건강투자 및 건강결정요소에 관한 재검토, 21세기 건강증진을 위해 우선적으로 해야 할 일 등을 제시하였다. 우선적으로 실천해야 할 과제에는 건강에 관한 사회적 책임 확대, 보건 분야 개발을 위한 투자 증대, 민간부문과의 동반자 관계 구축 및 확대, 지역사회 및 개인의 역량 강화, 건강증진을 위한 기반 조성 등이 포함되었다.

(5) 제5차 국제건강증진회의

제5차 국제건강증진회의는 2000년 멕시코 멕시코시티에서 열렸고, '과학적 근거 확보'와 '파트너십의 구축'을 주제로 계층 간의 건강격차를 줄이기 위한 전략으로 건강증진정책과 건강증진사업을 강조하였다. 멕시코회의에서 강조된 건강증진의 전략은 다음과 같다.

- 건강을 위한 사회적 책임감 향상
- 건강증진 및 건강개발을 위한 투자의 증대
- 지역사회 및 개인의 역량 강화
- 건강증진을 위한 과학적 근거 제시
- 보건조직과 서비스의 재구성

(6) 제6차 국제건강증진회의

제6차 국제건강증진회의는 2005년 태국 방콕에서 '실천을 위한 정책과 파트너십: 건강결정요인'를 주제로 21세기 건강증진에 관한 도전과 기회 활용에 대해 논의하였다. 20년 전 오타와헌장에서 제정한 건강증진의 가치, 원칙, 행동강령, 이후의 추진전략 등을 보완하여 전 세계의 건강증진 전문 인력이 공감하는 방콕헌장을 채택하였다.

- 인간의 기본권과 연대책임을 기본으로 한 건강옹호
- 건강결정요인을 다루기 위한 정책, 구체적 활동, 하부구조에 대한 지속적 투자
- 정책개발, 지도력, 건강증진의 실천, 지식확산 및 연구, 건강정보이해력을 위한 역량 강화
- 모든 이에게 위험으로부터의 보호 및 공평한 건강과 안녕의 기회 보장을 위한 조정(규제)과 법령제정
- 지속적 건강증진활동을 위한 공공, 민간, 비정부단체, 시민사회의 연계와 협력

(7) 제7차 국제건강증진회의

제7차 국제건강증진회의는 2009년에 케냐 나이로비에서 '건강증진과 개발: 수행역량격차 해소'라는 주제로 개최되었다. 이 회의에서는 건강증진 활동의 수행역량격차 해소를 위해 지역사회 역량강화(community empowerment), 건강지식과 건강행동(health literacy and health behavior), 보건체계의 강화(strengthening health systems), 파트너십과 부문 간의 협조(partnership and intersectoral action), 건강증진을 위한 능력개발

(building capacity for health promotion)에 대해 논의하였다.

(8) 제8차 국제건강증진회의

제8차 국제건강증진회의는 2013년에 핀란드 헬싱키에서 개최되었고, 건강 및 건강형평성 실현을 위해 '건강을 모든 정책의 목표로(Health in All Policy, HiAP)' 추구하는 헬싱키 선언문(Helsinki Statement)을 채택하였다. 이를 통해 모든 공공정책의 의사결정 시 건강 개선을 위해 위해한 건강영향의 감소와 시너지 효과를 고려하도록 권고하고 있다.

(9) 제9차 국제건강증진회의

제9차 국제건강증진회의는 2016년 중국 상하이에서 개최되었고, 상하이 선언문(Shanghai Declaration on Health Promotion)을 통해 건강과 웰빙이 UN의 2030 개발 의제와 지속가능한 발전목표들(SDGs)을 성취하는데 필수 요인임을 공식적으로 인정하였다. 또한 지속가능한 발전목표들(SDGs)에 대한 조치를 통해 건강증진을 가속화하기 위한 '지속가능한 발전목표들에서의 건강증진(Health for All and All for Health)'을 공약하였다.

4) 건강증진의 주요 쟁점

(1) 행위 지향적 관점

건강증진을 추구하는 주요 관점이 변화하고 있다. 과거 건강 행동을 추구하기 위해 개인 및 집단의 건강위험요인을 통제하던 접근방식에서 건강행동의 변화 및 생활습관의 개선을 위해 구조적 요인(정책, 법, 환경 등)을 체계적인 통제하는 포괄적인 접근방식으로 변화하고 있다. 예를 들어 과거에는 흡연율을 낮추기 위해 금연방법을 교육하는 행위중심의 접근방안을 제공하였다면, 최근에는 흡연행동을 통제하기 위해 금연교육 뿐 만 아니라 담배값 인상, 공공기관 및 공공장소의 금연시설(구역)화에 관한 법령 제정 등을 추진하고 있다.

(2) 다 학문적인 접근

건강증진 분야는 보건교육학, 행동과학, 의학, 심리학, 사회학, 영양학, 행정학, 도시공학 등의 다양한 학문들이 상호 융합되는 현상을 보이고 있다. 건강수준을 개선하고 삶의 질을 향상시키기 위해 필요한 많은 이론들을 적용하고, 수정 및 보완하는 작업이 이루어지고 있다. 예를 들어 노인을 대상으로 신체활동을 증진시키고자 할 때, 과학적 근거중심의 근력강화 프로그램과 식생활개선 프로그램이 개발되어야 하고, 이를 노인의 특성에 맞게 전달하기 위한 보건교육 자료 개발 및 정보의 이해를 높이기 위한 의사소통 기술이 활용되어야 한다. 또한 노인의 사회-경제적 수준을 고려하여 참여도를 높이기 위한 무료 쿠폰 발행, 인력 채용, 운동시설 구비 등을 위한 예산 배정이 이루어져야 한다.

(3) 지역사회의 역량강화

건강증진은 의료비 과다 지출로 인한 의료적 위기를 극복할 수 있는 효과적이고 효율적인 접근방안으로 향후 지속적인 관심과 지원이 증가될 전망이다. 반면 정부 또는 민간차원에서의 획일화된 건강증진사업은 제공자 중심의 선택적 서비스 제공을 초래할 수 있고, 정치적 도구로 활용되어 제한된 이익의 창출 및 일부 집단의 편익 독점 등의 문제점을 발생시킬 수 있다. 이를 해결하기 위해 지역사회 주민의 건강요구를 반영한 특화된 건강증진 서비스를 제공하고, 지역사회 건강증진 활동을 적극적으로 추진할 수 있는 역량강화방안을 모색해야 한다.

1.3. 건강증진사업

건강증진은 건강결정요인 및 건강서비스, 외부적 요인에 영향을 미칠 수 있는 보건정책

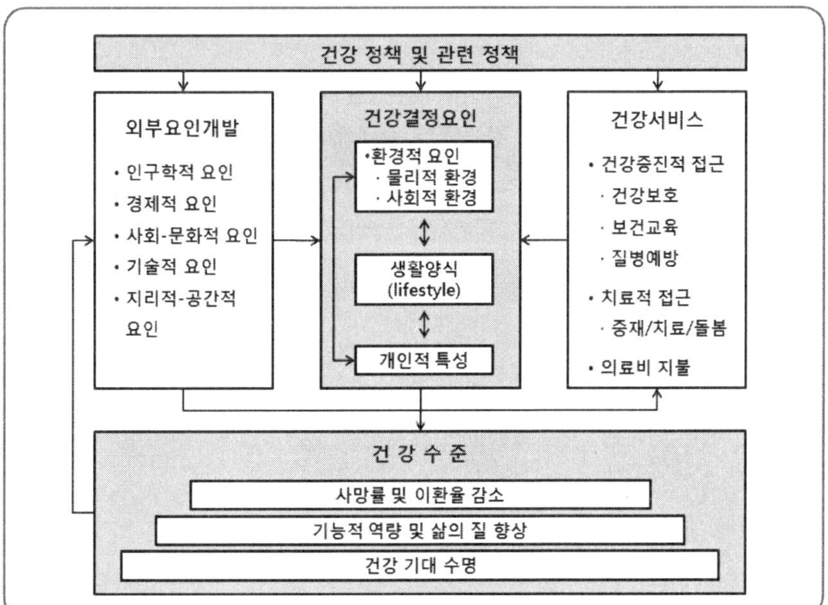

[그림 1-2] 건강증진 모형

을 수립하여 적극적인 건강보호, 보건교육, 질병예방을 위한 노력들을 수행함으로써 건강행동 및 개인적 특성, 환경에 변화를 가져오고, 이들의 상호작용을 촉진시켜 건강수준을 향상시키는 동적 과정으로 설명할 수 있다(그림 1-2).

1) 각 국의 건강증진사업

미국은 1985년에 새로운 건강목표를 설정하였다. 미국은 1980년에 '건강증진 · 질병예방: 국가목표'를 통해 15개 영역의 건강목표를 수립하였고, 1990년에 'Health People 2000'에서 국민의 건강증진 및 질병예방, 건강보호를 위한 22개의 목표, 우선순위, 연령군별 목표를 구체화하여 발표하였다. 2000년에는 'Health People 2010'을 발표하여 2010년까지 '건강수명 및 삶의 질 향상, 건강불평등 제거'를 목표로 건강한 국민을 만들기 위해 생애주기별 건강목표 및 전략을 발표하였다. 또한 'Healthy People 2020'은 라론데(Lalonde)가 제시한 건강결정모형을 토대로 'Healthy People 2010'에서 제시한 모형을 한 걸음 더 발전시켰다. 이를 위해 첫째, '예방 가능한 질환 · 장애 · 사고 · 조기사망 제거, 형평성 제고, 건강환경 조성, 생애주기별 건강증진'을 목표로 설정하고, 둘째, 개인의 타고난 특성, 개인의 행동, 개인의 사회적 자본, 광범위한 사회 · 경제 · 문화 · 건강 · 환경적 건강결정요인에 개입하여 건강결과를 만들어 평가하며, 모니터하여 지속 가능한 건강정책을 수립하고자 노력하고 있다.

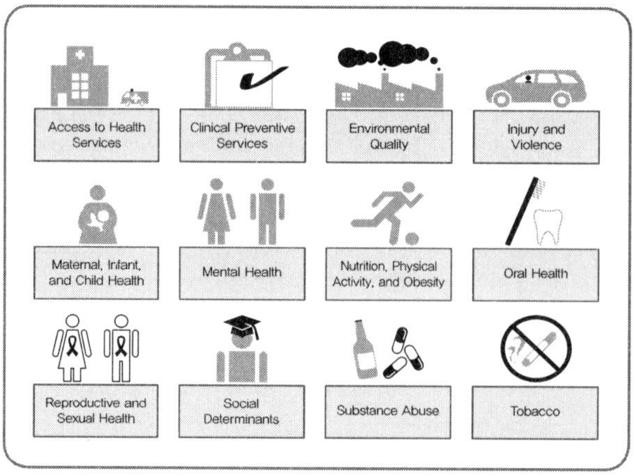

[그림 1-3] 미국 'Healthy People 2020'의 대표 건강지표

출처 : Office of Disease Prevention and Health Promotion. (2019). Healthy people 2020 leading health indicators: progress update.

- 개인의 특성: 연령, 성, 종족, 유전적인 요인 등
- 사회적 자본: 사회, 가족, 지역사회 네트워크, 생활 및 작업환경 등
- 개입: 정책, 프로그램 정보 등

한편 지역사회 주민의 건강증진을 위한 보건사업지침을 통해 주요 중점과제를 위험행동, 특정 건강문제, 생활터(setting)로 구분하여 제시하였다. 위험행동에는 과도한 알코올 섭취, 불균형적인 영양상태, 신체활동의 부족, 흡연, 불건전한 성행위를 포함하였고, 특정 건강문제에는 천식, 선천적 결함, 암, 당뇨, 정신건강, 교통사고, 비만, 구강건강, 예방접종, 폭력을 포함하였다.

호주는 1988년 호주 국민의 건강보고서를 통해 국민건강목표 및 세부 항목의 우선순위를 설정하였고, 'Australia's Health 2008'에서 건강결정요인과 중재 및 자원의 상호작용에 의하여 건강이 결정된다는 개념적 틀에 근거한 세부전략을 추진하고 있다. 캐나다는 1974년에 발표된 라론데(Lalonde) 보고서에 의거하여 건강결정요인을 생물학적 측면, 환경(물리적, 사회적), 생활습관, 보건의료조직으로 구분하여 건강정책에 반영하고 있다. 건강목표는 '건강증진과 형평성 제고'이다.

일본은 1978년에 제1차 건강가꾸기사업을 시작하였고, 1988년에 제2차 건강가꾸기사업을 실시하였으며, 이후 'Health Japan 2000'과 'Health Japan 21'을 발표하였다. 'Health Japan 21'의 목표는 건강수명의 연장 및 삶의 질 향상이며, 건강증진활동의 주요 영역은 영양과 식생활, 신체활동과 운동, 휴식과 정신건강, 담배, 알코올, 구강보건, 당뇨병, 심혈관질환, 암이다. 대만은 1994년 '만인 건강의 목표를 지향함'이라는 책자를 통해 국민건강증진을 위한 7가지 건강목표와 4가지 전략, 20개의 세부전략을 발표하였다.

2) 우리나라의 건강증진사업

1995년 국민건강증진법이 제정된 이후, 2002년부터 2003년까지 100개 보건소를 지정하여 시범사업을 수행하였고, 2005년 156개 보건소로, 2005년에는 246개 보건소로 국민건강증진사업을 확대하여 실시하였으며, 현재는 전국의 지역보건소가 건강증진사업을 수행하고 있다.

- 1995년 : 국민건강증진법 제정
- 2002-2003년 : 100개 보건소 지정

- 2004년 : 156개 보건소
- 2005년 : 246개 보건소, 중점사업 운영(금연, 절주, 운동, 영양)
- 2006년-현재 : 전국 지역보건소로 확대

건강증진사업은 국가의 건강증진정책을 중심으로 목표와 추진전략을 수립하고 있다. 2011년도 건강증진정책은 2007년에 수립된 '2030년에 부응하는 건강투자 전략'에 기초하여 제시되고 있다.

비전은 '건강증진을 통한 미래 성장 동력 확충'으로 다가오는 미래의 위협을 해결하는 성장전략으로 건강증진을 강조하고 있다. 질 높은 인적자본은 미래 국가발전의 핵심요소이며, 건강은 질 높은 인적자본을 확보하기 위한 필수요소로서 세계 각국은 이미 건강에 대한 국가적 투자를 시작하고 있다.

이처럼 미래 성장 동력을 확충하기 위해서는 첫째, 전 국민의 건강수준을 향상시키고, 둘째, 소득 및 지역에 따른 건강격차를 해소하며, 셋째, 적정 수준의 국민의료비 증가속도를 관리하는 노력이 필요하다. 이 세 가지 목표를 달성하기 위해 생애주기에 따른 연속적인 국가 건강투자체계를 구축하는데 중점을 두고 있으며, 아동 및 청소년, 청장년, 노년층 등 대상별 추진 과제를 선정하고, 과제별 주요 수행 전략을 제시하고 있다.

이와 같은 국가 중심의 국민건강증진사업은 지역사회 주민들이 건강증진의 중요성을 인식하게 되었고, 지역사회에 건강증진사업을 위한 인프라를 구축하는 한편, 다양한 건강증진 프로그램 및 홍보자료를 개발하여 보급함으로써 건강생활실천을 통한 주민들의 건강증진을 도모하게 되었다.

반면 교육 및 홍보위주의 단절된 영역별 사업, 금연클리닉사업과의 중복성 문제 제기, 사업대상 선정의 근거 부족, 산출지표 중심의 성과목표, 지자체 의지를 반영하지 않은 일률적인 예산 지원, 지역사회 연계 및 참여 미흡 등은 해결해야 할 과제로 남아있다.

2007년부터 수행된 지역특화 건강행태개선사업은 지역의 건강현황을 파악하고 이에 적합한 사업을 발굴하여 서비스를 제공함으로써 지역주민의 건강행태개선을 유도하고 개인의 건강생활 실천의지를 배양 할 수 있도록 지원하기 위한 사업이다. 즉 지역사회의 특성을 고려한 영양, 운동, 절주, 비만의 통합 프로그램을 개발하여 교육 및 상담, 캠페인 및 홍보, 환경조성, 제도개선 등의 포괄적 전략을 활용함으로써 주민들의 건강행태 실천율을 개선하기 위한 사업을 말한다. 사업의 주요 대상자는 생애주기별로 우선순위를 선정하되, 사업의 효율성을 증대시키기 위해 생활터(setting)로 접근하여 사업을 수행하도록 권고하고 있다.

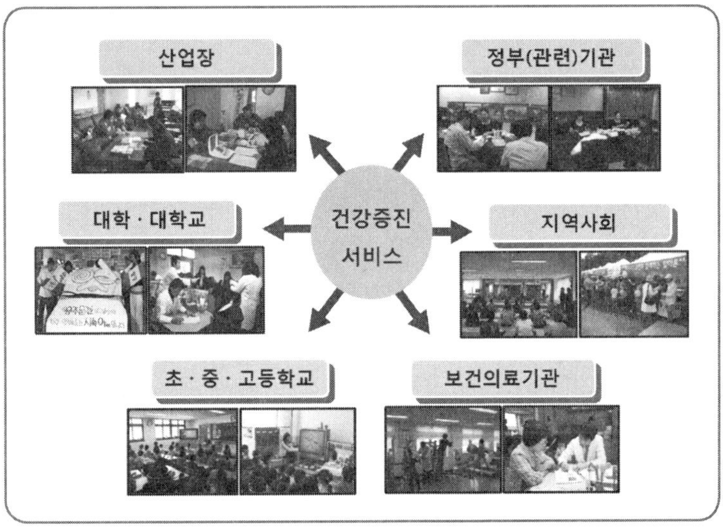

[그림 1-4] 생활터(settting)별 건강증진사업

한편 세계적으로 보건의료체계는 과거 치료중심에서 사전적 예방중심으로 추진방향이 전환되고 있으나, 고령인구의 급속한 증가와 신체활동량을 감소시키는 환경적 변화는 만성질환의 유병률을 증가시켜 치료중심의 재정 투입양상을 지속시키고 있다. 이러한 의료비의 지불 양상은 건강의 장기적 효과를 추구하는 사전 예방적 건강증진 서비스에 대한 투자를 축소시킬 수 있으며, 건강증진 사업의 질적 향상을 도모하기 위한 기반조성을 어렵게 만들 수 있다.

현재 우리나라의 건강증진사업은 서비스 제공 측면에서 과거보다 양적으로 증가한 추세를 보이고 있으나 국민의 건강요구를 충족시키는 서비스의 질적 향상은 기대수준에 미치지 못하고 있다.

3) 관계법령

우리나라는 1995년에 국민건강증진법을 제정하여 본격적인 건강증진사업을 전개하기 위한 기반을 조성하였다. 국민건강증진법은 국민에게 건강에 대한 가치와 책임의식을 함양하도록 건강에 관한 바른 지식을 보급하고 스스로 건강생활을 실천할 수 있는 여건을 조성함으로써 국민의 건강을 증진시키기 위해 제정되었다. 이는 인구의 노령화 및 만성질환의 증가로 인해 급증하고 있고 있는 국민의료비를 절감시키기 위해 소극적인 보건정책에서 벗어나 적극적인 사전예방적 보건정책을 추진함으로써 국민 스스로가 건강관리의 주체적 활동을 수행할 수 있도록 지원하기 위한 것이다.

국민건강증진법 제2조1항에 따르면 "국민건강증진사업"이라 함은 보건교육, 질병예방, 영양개선, 신체활동장려, 건강관리 및 건강생활의 실천 등을 통하여 국민의 건강을 증진시키는 사업을 말한다. 사업내용은 제19조 2항에 의거하여 보건교육 및 건강상담, 영양관리, 구강건강의 관리, 질병의 조기발견을 위한 검진 및 처방, 지역사회의 보건문제에 관한 조사 · 연구, 기타 건강교실의 운영 등 건강증진사업에 관한 사항을 포함한다.

건강증진사업을 수행하는 인력은 보건교육사이며(제12조의2, 제12조의4), 동법 시행령 제17조에 의거하여 보건교육의 내용은 금연 · 절주 등 건강생활의 실천에 관한 사항, 만성퇴행성질환 등 질병의 예방에 관한 사항, 영양 및 식생활에 관한 사항, 구강건강에 관한 사항, 공중위생에 관한 사항, 건강증진을 위한 체육활동에 관한 사항, 기타 건강증진사업에 관한 사항을 포함한다.

[표 1-3] 건강증진사업에 관한 주요 관계법령

법조항		내 용	
국민건강증진법	제1조	목적	이 법은 국민에게 건강에 대한 가치와 책임의식을 함양하도록 건강에 관한 바른 지식을 보급하고 스스로 건강생활을 실천할 수 있는 여건을 조성함으로써 국민의 건강을 증진함을 목적으로 한다.
	제2조 제1항	정의	"국민건강증진사업"이라 함은 보건교육, 질병예방, 영양개선, 신체활동장려, 건강관리 및 건강생활의 실천 등을 통하여 국민의 건강을 증진시키는 사업을 말한다.
	제19조 제2항	사업 내용	특별자치시장 · 특별자치도지사 · 시장 · 군수 · 구청장은 지역주민의 건강증진을 위하여 보건복지부령이 정하는 바에 의하여 보건소장으로 하여금 다음 각 호의 사업을 하게 할 수 있다. 1. 보건교육 및 건강상담 2. 영양관리 3. 신체활동장려 4. 구강건강의 관리 5. 질병의 조기발견을 위한 검진 및 처방 6. 지역사회의 보건문제에 관한 조사 · 연구 7. 기타 건강교실의 운영 등 건강증진사업에 관한 사항
	제12조의2	담당 인력	보건복지부장관은 국민건강증진 및 보건교육에 관한 전문지식을 가진 자에게 보건교육사의 자격증을 교부할 수 있다.
	제12조의4		국가 및 지방자치단체는 대통령령이 정하는 국민건강증진사업관련 법인 또는 단체 등에 대하여 보건교육사를 그 종사자로 채용하도록 권장하여야 한다.
	제20조	건강 검진 실시	국가는 건강증진을 위하여 필요한 경우에 보건복지부령이 정하는 바에 의하여 국민에 대하여 건강검진을 실시할 수 있다.

동법시행령	第17조	보건 교육의 내용	법 제12조에 따른 보건교육에는 다음 각 호의 사항이 포함되어야 한다. 1.금연 · 절주등 건강생활의 실천에 관한 사항 2.만성퇴행성질환등 질병의 예방에 관한 사항 3.영양 및 식생활에 관한 사항 4.구강건강에 관한 사항 5.공중위생에 관한 사항 6.건강증진을 위한 체육활동에 관한 사항 7.기타 건강증진사업에 관한 사항
동법시행규칙	제19조 제1항	사업 실시	법 제19조의 규정에 의하여 건강증진사업을 행하는 특별자치시장 · 특별자치도지사 · 시장 · 군수 · 구청장은 보건교육 · 영양관리 · 구강건강관리 · 건강검진 · 운동지도(체력측정을 행하는 경우에 한한다)등에 필요한 인력을 확보하여야 한다.
	제19조 제2항		보건복지부장관은 법 제4조의 규정에 의한 기본시책과 건강증진사업 실시지역의 생활여건 등을 감안하여 법 제19조 제2항의 규정에 의하여 보건소장이 행하는 건강증진사업을 단계적으로 실시하게 할 수 있다.
지역보건법	제11조 제1항	보건소의 기능 및 업무	보건소는 당해 지방자치단체의 관할 구역에서 다음 각 호의 기능 및 업무를 수행한다. 1. 건강 친화적인 지역사회 여건의 조성 2. 지역보건의료정책의 기획, 조사 · 연구 및 평가 3. 보건의료인 및 「보건의료기본법」 제3조제4호에 따른 보건의료기관 등에 대한 지도 · 관리 · 육성과 국민보건 향상을 위한 지도 · 관리 4. 보건의료 관련기관 · 단체, 학교, 직장 등과의 협력체계 구축 5. 지역주민의 건강증진 및 질병예방 · 관리를 위한 다음 각 목의 지역보건의료서비스의 제공 가. 국민건강증진 · 구강건강 · 영양관리사업 및 보건교육 나. 감염병의 예방 및 관리 다. 모성과 영유아의 건강유지 · 증진 라. 여성 · 노인 · 장애인 등 보건의료 취약계층의 건강유지 · 증진 마. 정신건강증진 및 생명존중에 관한 사항 바. 지역주민에 대한 진료, 건강검진 및 만성질환 등의 질병관리에 관한 사항 사. 가정 및 사회복지시설 등을 방문하여 행하는 보건의료 및 건강관리사업 아. 난임의 예방 및 관리

1.4. 국민건강증진종합계획

1) 국민건강증진종합계획 추진 과정

건강증진은 건강잠재력을 강화하고 질병을 조기에 예방하기 위한 다각적인 접근방안을 의미한다. 건강잠재력이란 개인 또는 사회가 건강의 결정요인들을 통제할 수 있는 역량으로써, 예방적인 측면에서 건강유지 및 증진을 위해 질병 또는 보건의료서비스 뿐 만 아니라 건강에 영향을 미치는 요인을 통제하는 것이 중요하다. 이는 개인 및 인구집단의 건강 수준이 사회적, 물리적, 유전적 소인 및 보건의료서비스의 복합적 작용에 따른 생리적, 행태적 반응을 통해 결정되기 때문이다.

건강에 영향을 미치는 건강결정요인은 매우 다양하고, 복잡한 결정과정을 포함한다. 생활습관(라이프스타일)이 주요 원인이 되는 만성질환이 주된 건강문제가 되는 환경 속에서 치료중심의 보건의료서비스에 초점을 맞춘 전통적 보건정책은 성과를 얻기 어렵다. 이러한 인식이 건강증진사업을 강조하는 출발점이 되고 있다.

건강증진은 세 가지 측면에서 효과적인 보건의료정책의 수단이 된다. 첫째, 사망과 이환의 주된 원인인 만성퇴행성 질환을 효과적으로 예방하고 관리하는 방안이 된다. 둘째, 고령사회에서 노년기의 삶의 질을 높이는 건강잠재력의 강화방안을 제시한다. 셋째, 의료수요 및 의료이용을 감소시켜 의료비 절감효과를 가져올 수 있다. 이러한 이유로 보건의료부문의 발전을 위해 건강증진사업에 대한 정책적 노력과 투자의 적절성을 강조하고 있다.

건강증진사업의 추진방향을 제시하는 국민건강증진종합계획은 1995년에 제정된 국민건강증진법 제4조에 의거하여 국민건강증진정책심의위원회의 심의를 거쳐 수립되었다.

국민건강증진종합계획의 수립 (국민건강증진법 제4조 1항)

보건복지부장관은 제5조의 규정에 따른 국민건강증진정책심의위원회의 심의를 거쳐 국민건강증진종합계획(이하 "종합계획"이라 한다)을 5년마다 수립하여야 한다. 이 경우 미리 관계중앙행정기관의 장과 협의를 거쳐야 한다.

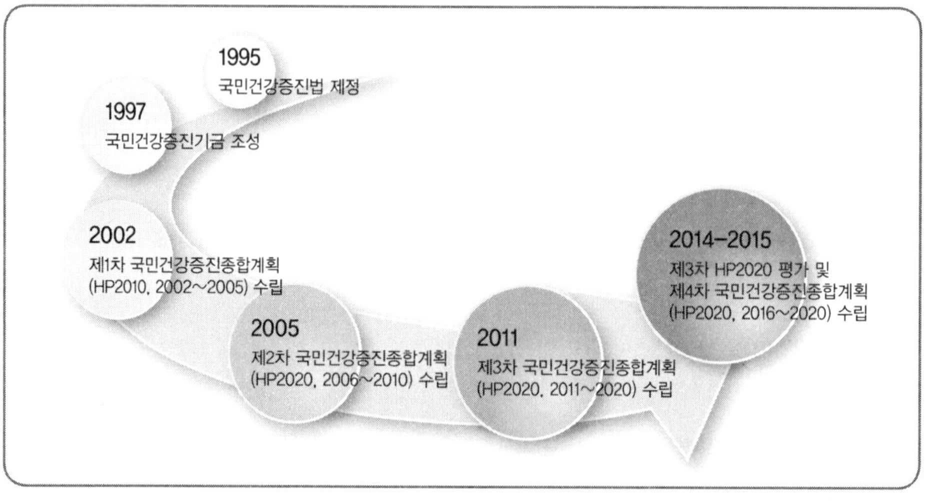

[그림 1-5] 국민건강증진종합계획 추진경과

▷ 국민건강증진종합계획 추진경과

- 2002년 : '제1차 국민건강증진종합계획' (2002-2005) 수립
- 2005년 : '제2차 국민건강증진종합계획' (2006-2010) 수립
- 2010년 : '제3차 국민건강증진종합계획' (2011-2020) 수립
- 2015년 : '제4차 국민건강증진종합계획' (2016-2020) 수립,
  제3차 HP2020의 중간 수정의 형태로 수립

▷ 제1차 국민건강증진종합계획 수립의 고려사항

- 2010년 국민소득 2만 달러 수준의 경제로 선진국 진입과 함께 건강한 삶에 대한 국민들의 욕구 증가
- 의학기술 발달로 노인인구 비율이 2010년에는 10.7%에 도달하여 의료비 부담 증가
- 질병구조의 다양화, 만성화로 예방차원의 적극적 건강관리정책으로 전환
- 지역사회 건강증진사업을 통합 · 조정할 보건소의 기능 강화
- 국민건강증진기금으로 건강증진정책 수행 가능성 확보

▷ 제2차 국민건강증진종합계획 수립의 고려사항

- 행정계획으로 정부의 행정체계와 가용예산 등 실행가능성에 중점
- 건강증진사업 수요의 변화
  - 인구고령화와 질병구조의 만성화
  - 건강보험의 보장성 강화에 대한 국민요구 증가
  - 보험급여와 보험재정지출을 억제하기 위한 건강증진과 예방보건의 필요 증가

▷ 제3차 국민건강증진종합계획 수립의 고려사항

- 건강증진사업의 효과가 장기간에 걸쳐 나타난다는 점을 고려하여 계획단위를 3년에서 10년으로 확대하여 수립
- 새로운 건강문제에 대응할 수 있도록 장애인, 취약가정, 비상방역대책 등 다양한 건강결정요인 포함
- 대표성과 측정가능한 목표 설정
- 중점과제로 사업체계관리 분야 신설 및 추진
- 교육부, 고용노동부, 국방부 등 관계부처 참여 확대

2) 제4차 건강증진종합계획(Health Plan 2020)의 추진체계

(1) 비전 : "온 국민이 함께 만들고 누리는 건강세상"

건강의 포괄적인 개념인 신체적, 정신적, 사회적, 영적 건강개념을 추구하며 건강증진의 정의에서 중시하는 각 구성원의 적극적인 자기건강관리 참여와 기본권으로서 평등하게 건강을 누릴 수 있다는 개념을 적용하였다.

(2) 총괄목표 : "건강수명 연장과 건강형평성 제고"

건강수명지표는 국제적으로 비교가능한 세계보건기구의 건강수명지표를 사용하였고, 건강수명지표는 EQ-5D index를 사용하였으며, 건강형평성은 각 주제별 특성에 따라 적용대상과 범위를 감안하여 지표를 선정하도록 하였다.

[표 1-4] 건강수명 연장 달성 현황

구분		2007	2012	2020 (목표치)
전체	기대수명	79.6	81.4	82.6
	WHO 건강수명	71.0	73.0	75.0
남자	기대수명	76.1	78.0	79.3
	WHO 건강수명	68.0	70.0	73.2
여자	기대수명	82.7	84.9	85.7
	WHO 건강수명	74.0	75.0	76.6

출처 : 한국건강증진개발원. (2015). 2014 Health Plan 2020 Annual Report.

(3) 중점과제

중점과제는 총 6개 분야, 27개 중점과제를 선정하였다. 6개 분야는 건강생활실천, 만성퇴행성질환과 발병위험요인관리, 감염성질환관리, 안전환경보건, 인구집단건강관리, 사업체계관리이며, 사업의 효과적인 추진을 위해 사업체계관리 분야가 신설되었다.

제3차 국민건강증진종합계획과 제4차 국민건강증진종합계획에 포함된 중점과제의 차이를 살펴보면, 제4차 계획에서 안전환경보건분야의 건강영향평가 과제가 사업체계관리 분야로 통합되었고, 인구집단건강관리 분야의 다문화가족건강과 취약가정방문건강 과제가 취약가정건강 과제로 통합되었다.

이 중 Health Plan 2020에서 제시하고 있는 건강생활실천분야의 중점과제인 금연, 절주, 신체활동, 영양사업의 추진방향, 건강목표, 사업내용을 구체적으로 살펴보면 다음과 같다.

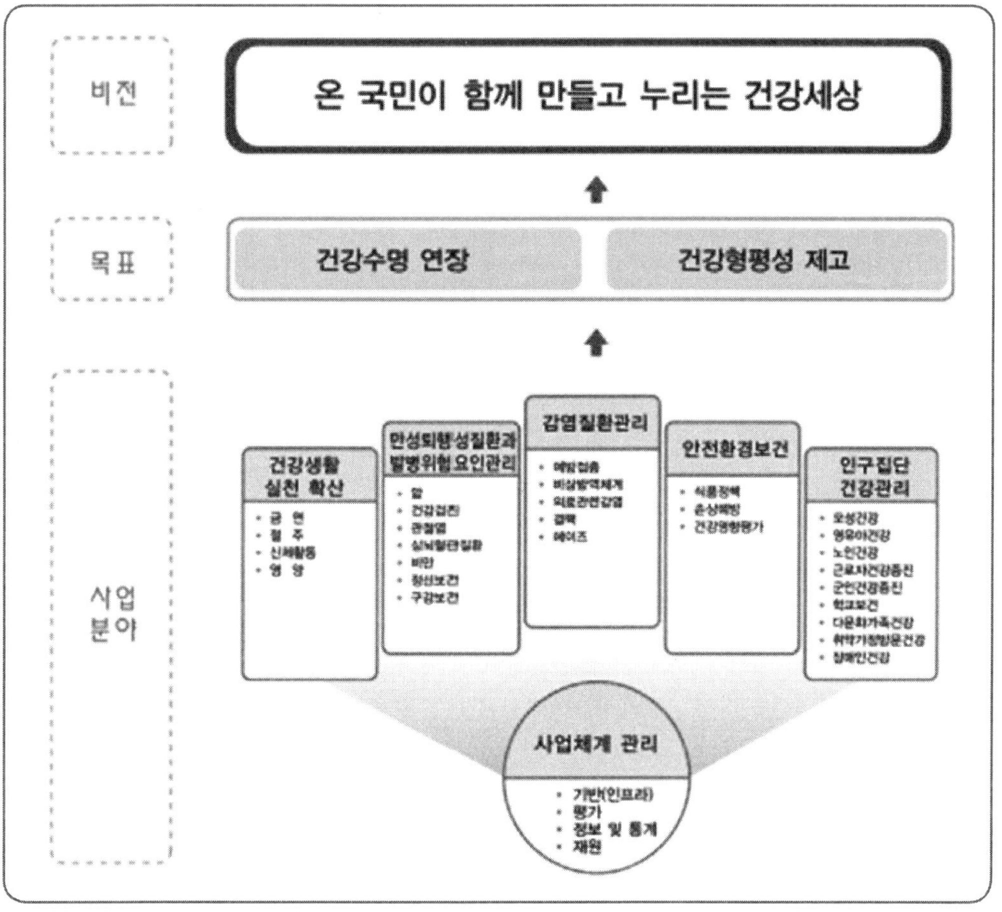

[그림 1-6] 제4차 국민건강증진종합계획의 기본틀

출처: 보건복지부, 한국건강증진개발원. (2015). 제4차 국민건강증진종합계획. p.8,34.

[표 1-5] 건강생활실천 분야의 중점 과제 및 주요 지표

중점과제	지표명	2008	2013	2020
금연	성인 남자 현재흡연율(표준화)	47.7%	42.1%	29.0%
	중고등학교 남학생 현재흡연율	16.8%	14.4%	9.0%
절주	19세 이상 성인 1인당 연간 순수알코올 소비량	9.98 ℓ	9.24 ℓ	8.54 ℓ
	성인 남성 연간음주자의 고위험음주율(표준화)	28.4%	22.5%	19.0%
신체활동	유산소 신체활동 실천률 (만19세 이상)		57.2% (2014)	62.8%

영양	건강식생활 실천율	30.2%	35.6%	48.6%
	식품 안정성 확보가구 비율	88.2%	93.4%	95.0%

▣ 중점과제 1. 금연

흡연의 예방과 흡연자의 금연, 그리고 이를 지지하는 금연환경을 실현함으로써 흡연율을 낮추고 비흡연자를 보호하는데 주요 목표를 두고 있고, 이러한 모든 과정에서 형평성을 제고하는 방향으로 정책과 사업추진을 지향한다.

▷ 주요 건강목표

- 중고등학생의 현재흡연율 2008년 남자 16.8%, 여자 8.2%를 2020년까지 남자 9.0%, 여자 4.4%로 감소시킨다.
- 20세 이상 성인 남자 현재흡연율을 2008년 47.7%에서 2020년 29.0%로 낮춘다.
- 남학생의 중학교 이전 흡연경험률을 2008년 10.3%에서 2020년에는 5.0%로 감소시킨다.
- 성인 현재흡연자의 1개월 내 금연 계획률을 2008년 18.1%에서 2020년 40%로 증가시킨다.
- 주1일 이상 중고등학생의 가정 내 간접흡연 노출률을 2008년 46.8%에서 2020년 20.0%로 감소시킨다.
- 2020년까지 사업장 및 공공시설의 전면적 실내금연을 추진한다.

▷ 세부추진계획

범주	추진 전략
흡연예방	홍보, 청소년접근제한, 광고금지, 인구집단별 예방사업
흡연자 금연	홍보, 교육, 금연치료, 의료인 권고, 경고문구
비흡연자 보호	홍보, 직장금연, 가정실내금연, 공중이용시설금연
금연환경조성	지식확산 및 도구개발, 금연조례, 금연구역, 흡연시설, 부문 간 협조, 가격정책, 국제협력, 제조판매 금지추진

▣ 중점과제 2. 절주

국민으로 하여금 절주를 실천할 수 있도록 지식, 정보, 기술을 제공할 뿐 만 아니라 건전한 음주문화를 형성할 수 있는 다양한 수준의 전략을 수립하여 위험한 음주행동을 예방하고, 알코올 소비를 적절히 통제할 수 있는 법적, 제도적 장치를 마련하여 알코올로 인한 폐해를 감소시켜 궁극적으로 국민의 건강증진에 기여하고자 한다.

▷ 주요 건강목표

- 성인 월간음주율(표준화)을 2008년 남자 74.6%, 여자 44.9%에서 2020년 남자 71.8%, 여자 43.6%로 감소시킨다.
- 성인 연간음주자의 고위험음주율(표준화)을 2008년 남자 28.4%, 여자 8.4%에서 2020년 남자 19.0%, 여자 5.1%로 감소시킨다.
- 음주관련 사망률(15세 이상 인구 10만명당)을 2008년 9.4명에서 2020년 8.2명으로 감소시킨다.
- 소득 1/4분위층 연간음주자 고위험음주율(표준화)을 2008년 남자 32.5%, 여자 11.8%에서 2020년 남자 16.7%, 여자 6.0%로 감소시킨다.
- 중고등학생 현재 음주자의 주류 구매 용이성을 2008년 49.9%에서 2020년 40.0%로 감소시킨다.

▷ 세부추진계획

범주	추진 전략
주류 판매제도 개선	소매판매점과 업소판매점의 영업장 관리 및 주류 판매 관리, 면세 주류의 규제, 청소년에 대한 주류판매 금지, 청소년에 대한 인터넷판매/가정배달/통신판매 규제
주류가격 조정	주류 가격 인상, 주류에 대한 건강부담금 부과
음주조장환경 개선	공공장소 음주제한, 청소년 주류판매 단속 강화, 주류광고 규제 강화 및 모니터링 시행, 주류판매 촉진 규제, 음주운전 규제 및 단속 확대
교육 및 정보 제공	미디어 홍보, 절주지침서 제작/배포/홍보, 주류용기에 표준잔 표기제도 도입 연구 및 시행, 표준화된 교육홍보자료 개발, 생애주기별 교육 홍보 및 절주 상담, 주류 취급 및 판매종사자 교육, 임산부 태아알코올증후군 교육
음주문제 예방	고위험음주자 조기선별 및 상담/치료 지원, 음주운전 및 음주폭력사범 치료명령제
모니터링 시스템 구축 및 지원	지표 생산 및 모니터링 시스템 구축 운영, 국제협력 및 정책 개발

▣ 중점과제 3. 신체활동

신체활동을 통해 심혈관계질환과 암을 예방하고 관리하며 정신심리와 근골격계에 좋은 영향을 미쳐 삶의 질과 건강수명 향상에 기여한다.

▷ 주요 건강목표

- 성인(만19세 이상)의 유산소 신체활동 실천율을 2014년 57.1%에서 2020년 62.8%로 증가시킨다.
- 성인(만19세 이상)의 근력 신체활동 실천율을 2014년 20.8%에서 2020년 22.8%로 증가시킨다.
- 소득1/4분위층 유산소 신체활동 실천율을 2014년 56.4%에서 2020년 62.8%로 증가시킨다.
- 소득1/4분위층 근력 신체활동 실천율을 2014년 18.2%에서 2020년 22.8%로 증가시킨다.

▷ 세부추진계획

범주	추진 전략
한국인 신체활동 표준지침 확산 및 홍보	신체활동 표준지침 확산 및 홍보를 위한 정책결정자/기업/학계 등 자문위원단 구성, 미디어를 포함한 다양한 매체를 활용하여 한국인 신체활동 표준지침 홍보
1차의료 기반 신체활동 장려	보건의료인 대상 신체활동 교육 홍보, 만성질환 1차의료 시범사업인 건강동행사업 확대, 1차의료 기관에서 신체활동상담/교육 및 건강의료보험 수가 책정
인구집단별 생활터 신체활동증진 프로그램 지원	국가자격을 갖춘 건강운동전문가 확보 및 활용, 신체활동증진 프로그램 보급, 운동관련 담당자 교육, 생애주기별/삶터별 신체활동 프로그램 개발 및 보급, 취약계층 프로그램 개발 및 보급, 신체활동 가이드라인 및 프로그램 보급
국민 신체활동량 모니터링 시스템 구축 및 신체활동 프로그램 효과검증 지표 개발	국가 신체활동 모니터링 시스템 구축, 데이터뱅크 구축, 표준화된 모니터링 시스템 개발 및 확산, 신체활동 정책 및 프로그램 평가기준 개발, 신체활동의 우수사례 확보 및 홍보
신체활동 친화적 환경 구축 및 강화	신체활동 친화적 도시만들기 기획가이드 적용 및 효과성 검증, 신체활동 친화 지수 개발, 신체활동 친화환경 활성화 홍보 캠페인, 신체활동 관련 정책/환경기반 평가지표 개발

▣ 중점과제 4. 영양

2010년 3월 공포된 국민영양관리법의 2010년 9월 시행을 즈음하여 체계적인 영양관리 및 영양교육에 초점을 맞춘 종합계획의 마련과 시행을 통해 국민의 건강한 식생활 실천을 유도하고 관련 만성질환을 예방하여 건강수명 연장에 기여한다.

▷ 주요 건강목표

- 건강식생활 실천률(지방, 나트륨, 과일/채소, 영양표시 4개 지표 중 2개 이상을 만족하는 만6세 이상 인구비율)을 2008년 30.2%에서 2020년 48.6%로 증가시킨다.
- 나트륨을 1일 2,000mg 이하로 섭취하는 인구비율(만6세 이상)을 2008년 12.8%에서 2020년 30.8%로 증가시킨다.
- 적정체중(18.5≤BMI<25) 성인 인구비율을 2008년 64.0%에서 2020년 64.0%로 유지시킨다.
- 영양교육 및 상담 경험률(초등학생 이상)을 2008년 8.1%에서 2020년 20.0%로 증가시킨다.
- 칼슘을 적정수준으로 섭취하는 인구비율(만1세 이상)을 2008년 17.0%에서 2020년 21.0%로 증가시킨다.

▷ 세부추진계획

범주	추진 전략
식생활 지침의 주기적 개정 및 교육자료 개발 · 보급	대상별 식생활평가 및 개선방안 도출, 식생활 지침 개정, 교육자료 개발 및 보급
가공식품 및 외식 음식 중 나트륨함량 감량	외식 · 급식업계 대상 저감화 사업, 소비자 등 대상 인식개선을 위한 정보제공/교육/캠페인 실시
가공식품 및 외식의 영향표시 확대 및 인식 제고	가공식품의 영양표시 확대 및 기준 개선, 외식의 영양표시 확대 및 기술 지원, 영양표시 신뢰성 제고를 위한 실태조사, 영양표시 관련 인식 및 이해도 제고
건강 체중 인식 확산을 위한 교육 및 홍보	건강 체중 개념 확립 및 인식 확산, 식사장애 고위험군 중재/관리 방안 개발 및 보급, 학교 및 직장 교육/인센티브 제공
노인 급식의 질 관리 및 제고	경로식당 급식관리 기준 마련/시행, 도시락 배달 사업으로 전환/확대, 노인정 급식 지원
영양관리 서비스의 산업기반 정비 및 건강/질환관리 상품으로 육성	만성질환 고위험군에 대한 영양관리 서비스 추진, 질환/영양 관리식 생산 가능 환경 조성, 전문 인력의 차별화된 양성 및 관리, 영양관리 서비스 선도 기술 개발 및 기업 육성, 고객 맞춤형 상품 개발
취약계층을 위한 영양관리사업 개발 및 확대	영양플러스 사업 확대, 취약계층 아동 과일 제공사업 확대, 다문화 가정 식생활 조사 및 영양관리를 위한 체계 마련
당류 저감화	당류 저감화 정책추진을 위한 과학적 근거 마련, 산업체 당류 저감화 유도, 당류 저감에 대한 소비자 인식 고취

[표 1-6] 제1차, 제2차, 제3차 계획 중점과제 및 목표 비교

분야	제1차 HP(2002)		제2차 HP(2005)		제3차 HP(2011)		
	영역	목표	중점과제명	목표	중점과제		목표
총계	6	40	24	244	32		405
건강 생활 실천 확산	금연	4	금연	22	건강 생활 실천	금연	28
	절주	2	절주	28		절주	39
	운동	1	신체활동	5		신체활동	12
	영양	2	영양	17		영양	19
예방 중심의 건강 관리	암관리	11	암관리	13	만성 퇴행성 질환 관리	암	8
	고혈압	2	고혈압	9		건강검진	10
	당뇨	1	당뇨병	4		관절염	6
			과체중과 비만	5		심뇌혈관질환	27
	허혈성심질환	2	심뇌혈관질환	6		비만	8
	뇌혈관질환	2	관절염	5		정신보건	25
	관절염	2	예방접종대상 전염병 관리	9		구강보건	24
			에이즈 · 성병 및 혈액매개 전염병관리	13	감염 질환 관리	예방접종	13
			매개체 전염병관리	5		비상방역체계	34
			식품매개 전염병 관리	5		의료관련감염	20
			신종전염병관리	7		결핵	4
			결핵 · 호흡기질환 및 약제내성관리	13		에이즈	9
	정신보건	4	정신보건	15	안전 환경 보건	식품정책	4
	구강보건	3	구강보건	21		손상예방	4
						건강영향평가	3
인구 집단별 건강 관리	모자보건	4	모성보건	7	인구 집단 건강 관리	모성건강	6
	생애주기별 건강증진		영유아보건	9		영유아건강	14
			노인보건	3		노인건강	6
			근로자건강증진	10		근로자건강증진	8
			학교보건	10		군인건강증진	5
건강 형평성 확보	저소득층, 취약계층 건강증진		형평성 확보	3		학교보건	18
						다문화가족건강	2
						취약가정방문건강	11
						장애인건강	10
사업 체계 관리						기반(인프라)	6
						평가	4
						정보 및 통계	13
						재원	5

출처 : 보건복지부, 한국건강증진개발원. (2015). 제4차 국민건강증진종합계획 (2016-2020).

[표 1-7] 제4차 HP2020 대표지표 현황

	영역	대표지표	목표치	
			2008년	2020년
1	금연	성인남성흡연율	47.7%	29%
		중고등학교 남학생 현재흡연율	16.8%	9.0%
2	절주	성인 연강음주자의 고위험 음주율	남자 28.4% 여자 8.4%	남자 19.0% 여자 5.1%
3	신체활동	유산소 신체활동 실천율	–	62.8%
4	영양	건강식생활 실천율 (지방, 나트륨, 과일/채소, 영양표시 4개 지표 중 2개 이상을 만족하는 인구비율)	30.2%	48.6%
5	암관리	암 사망률(인구 10만명당)	103.8명	82.3명
6	건강검진	일반(생애) 건강검진 수검율 (건강보험적용자)	64.3%	80.0%
7	심뇌혈관질환	고혈압 유병률	26.9%	23.0%
		당뇨병 유병률	9.7%	11.0%
8	비만	성인 비만유병률	남자 35.6% 여자 26.5%	남자 ≤37.0% 여자 ≤27.0%
9	정신보건	자살 사망률 감소(인구10만명당)	26명	20명
10	구강보건	아동청소년 치아우식 경험률(영구치)	61.1%	45.0%
11	결핵	신고 결핵 신환자율(인구10만명당)	78.9명	39.5명
12	손상예방	손상 사망률(인구10만명당)	61.7명	56.0명
13	모성건강	모성사망비(출생10만명당)	12명	9명
14	영유아 건강	영아사망률(출생아 천명당)	3.4명	2.8명
15	노인건강	노인 활동제한율 일상생활 수행능력(ADL) 장애율	11.4%	6.5%

출처 : 보건복지부, 한국건강증진개발원. (2015). 제4차 국민건강증진종합계획. p.38

제2장

건강결정요인과 라이프스타일

2.1. 건강문제의 변화

1) 질병구조의 변화

비감염성질환(non-communicable disease, NCD)의 증가는 전 세계적으로 사회적 질병부담을 증가시키고 있다. 2013년 세계보건기구(WHO)는 2025년까지 비감염성질환(NCD)으로 인한 조기사망자수를 25% 감소시키기 위해 'Global NCD Action Plan'을 수립하였다.

우리나라는 만성질환으로 인한 국민의료비가 OECD 국가 중 가장 빠르게 증가하고 있는 국가이다. 2007년에는 GDP 대비 국민의료비의 비중이 6.4%이었으나, 2012년에는 7.6%로 증가하였다. 이처럼 질병부담이 증가함에 따라 사전 예방적 관리의 중요성이 지속적으로 강조되고 있으며, 건강증진 영역에 대한 국가의 역할과 책임을 요구하는 목소리가 높아지고 있다.

특히 우리나라는 지난 20년간 65세 이상의 고령인구가 지속적으로 증가해 왔고, 인구 중 노인이 차지하는 비율이 2배 이상 증가하였다. 이러한 추세가 지속될 경우 2040년에는 65세 이상 인구가 우리나라 전체 인구의 약 32.3%를 차지하는 1,600만명 이상이 될 것으로 예측되고 있다. 65세 이상 노인 인구의 급증은 만성질환을 가진 노년층이 증가하는 것으로, 이들 중 약 70%는 복합만성질환을 가지고 있고, 평균 4.1개의 만성질환을 가지고 있다. 65세 이상 인구의 20.7%는 2개의 만성질환을 가지고 있고, 60.4%는 3개 이상의 만성질환을 가지고 있다(정영호, 2013).

보유하고 있는 만성질환수의 증가는 진료비의 증가를 초래하게 된다. 만성질환이 없는 경우에는 연평균 외래비용이 50,201원이지만, 1개의 만성질환을 가지고 있는 경우 연평균 외래비용이 97,266원으로 증가하였고, 2개를 가지고 있는 경우 147,005원, 3개 이상을 가지고 있는 경우 322,462원으로 만성질환이 없는 경우보다 연평균 외래비용이 약 6.4배 높았다.

따라서 고령사회에서 노인들이 보유하고 있는 만성질환수의 증가를 효과적으로 관리하기 위해서는 현재의 개별 질병 치료적 접근보다는 복합만성질환과 신체, 정신적 특성을 고려한 통합적 접근방식으로 만성질환관리체계를 변화시켜 나가야 한다.

2) 비감염성질환의 역학적 특징

비감염성질환(NCD)은 질병 발생과 관련하여 첫째, 직접적인 요인이 존재하지 않고, 둘째, 원인이 다인적이며, 셋째, 잠재기간이 길고, 넷째, 질병의 발생시점이 불분명하며, 다섯째, 발생요인이 질병의 발생과 이환 경과에 다르게 영향을 미친다. 비감염성질환(NCD)은 역학적 특징을 살펴보면 다음과 같다.

(1) 직접적인 요인이 존재하지 않는다.

감염성질환의 직접적인 원인이 세균인 반면, 비감염성질환은 하나의 직접적인 요인이 없고, 이를 진단하기 위한 특수 진단방법도 없기 때문에 조기진단이 불가능하다.

(2) 원인이 다인적이다.

비감염성질환은 원인과 관련되어 있는 요인들이 감염성질환보다 훨씬 더 복잡하게 얽혀 있다. 예를 들면, 석면에 노출된 광부가 흡연을 하는 경우 흡연이 폐암 발생에 상승 작용을 하는 것으로 알려져 있다.

(3) 잠재기간이 길다.

대부분의 비감염성질환은 질환이 발생하기 전에 사람과 환경적인 요인이 서로 접촉하고 반응하는데 상당히 긴 기간을 필요로 한다. 즉, 감염성질환의 잠복기에 해당되는 잠재기가 대단히 길다는 특성을 지니고 있다.

(4) 질병의 발생시점이 불분명하다.

대부분의 비감염성질환의 이환 시점은 정확하게 파악되기 어려우며, 증상이 나타날 때는 이미 질환이 어느 정도 진행된 이후가 된다.

(5) 발생요인이 질병의 발생과 이환 경과에 다르게 영향을 미친다.

유방암은 상류층의 여자에게 많이 발생하나 상류층은 치료받을 기회가 많기 때문에 질병의 예후가 상류층에서 더 좋게 나타날 수 있다.

2.2. 건강수준

우리나라는 만19세 이상 성인의 흡연, 음주, 비만으로 인한 만성질환 치료에 지출된 건강보험 및 의료급여액이 전체 진료비의 24.0%를 차지하고 있다. 이러한 불건강 행동으로 인한 만성질환의 사회경제적 비용은 향후 더욱 증가할 것으로 예측되고 있다(보건복지부, 2011; 정영호, 2009).

통계청의 2012년도 사망원인 순위에 따르면 우리나라 국민 중 악성신생물(암)로 사망한 사람이 인구 10만명당 146.5명으로 가장 많았고, 2위는 심장질환(52.5명), 3위는 뇌혈관질환(51.1명), 4위는 자살(28.1명)으로 남녀 모두 동일한 순위를 나타내었다. 2004년과 2014년의 사망률을 비교해 보면, 악성신생물(암)로 인한 사망은 지속적으로 증가하고 있으며, 암종별 사망추이는 폐암과 간암으로 인한 사망은 증가한 반면 위암은 감소하였다. 특정 감염성 및 기생충성 질환, 심장질환, 폐렴, 자살은 증가한 반면, 뇌혈관질환, 간질환, 운수사고로 인한 사망은 감소하였다.

[표 2-1] 사망원인별 사망률 추이, 2004년-2014년 (단위 : 인구 10만 명당)

사 망 원 인	사 망 률			증 감	
	2004년	2013년	2014년	04년 대비	13년 대비
전 체	503.7	526.6	527.3	23.6	0.7
특정 감염성 및 기생충성 질환	10.6	13.2	13.6	3.0	0.4
호흡기 결핵	5.7	4.1	4.2	–1.5	0.1
악성신생물(암)	132.6	149.0	150.9	18.3	1.9
위암	23.1	18.2	17.6	–5.5	–0.6

간암	22.4	22.6	22.8	0.4	0.2
폐암	27.3	34.0	34.4	7.0	0.4
내분비, 영양 및 대사 질환	25.5	23.4	22.9	−2.7	−0.6
당뇨병	24.2	21.5	20.7	−3.5	−0.8
순환계통의 질환	119.9	113.1	113.9	−6.0	0.8
고혈압성 질환	10.4	9.4	10.0	−0.4	0.6
심장 질환1)	36.7	50.2	52.4	15.7	2.2
뇌혈관 질환	70.1	50.3	48.2	−21.9	−2.1
호흡계통의 질환	29.2	44.5	47.6	18.4	3.1
폐렴	7.1	21.4	23.7	16.6	2.3
만성 하기도 질환	17.3	14.0	14.1	−3.1	0.1
소화계통의 질환	24.9	22.1	22.4	−2.5	0.3
간 질환	19.0	13.2	13.1	−5.9	−0.1
질병이환 및 사망의 외인	62.9	61.3	57.8	−5.0	−3.5
운수사고	17.1	11.9	11.2	−5.9	−0.7
고의적 자해(자살)	23.7	28.5	27.3	3.6	−1.3

[1]심장 질환에는 허혈성 심장 질환 및 기타 심장 질환이 포함.

출처: 통계청. 국가통계포털(KOSIS). 2014년 사망원인통계. (일부내용 요약)

주요 만성질환의 유병률을 살펴보면 만30세 이상 성인의 주요 건강문제는 구강건강문제(영구치우식, 치주질환), 고혈압, 고콜레스테롤혈증, 당뇨병, 빈혈, 우울증, 갑상선질환, 심장질환(협심증, 심근경색증) 순이었으며, 남자가 여자보다 고혈압, 당뇨병, 구강건강문제(영구치우식, 치주질환)가 많았고, 여자가 남자보다 빈혈, 우울증, 갑상선질환의 유병률이 높았다.

[표 2-2] 2014년도 주요 만성질환 유병률 (단위:%)

구 분		전체	남자	여자
고혈압	만30세이상	28.9	31.8	26.2
	만65세이상	60.5	54.3	65.0
당뇨병	만30세이상	11.1	13.5	8.8
	만65세이상	23.0	26.2	20.3

고콜레스테롤혈증	만30세이상	15.7	14.6	16.7
	만65세이상	25.5	13.9	34.9
폐쇄성폐질환	만40세이상	14.2	21.5	7.5
	만65세이상	31.1	47.3	17.5
빈혈	만19세이상	6.3	2.4	10.2
	만30세이상	7.1	3.0	11.1
영구치우식	만19세이상	30.9	33.9	28.0
	만30세이상	30.3	32.9	28.0
치주질환	만19세이상	29.2	35.7	22.9
	만30세이상	35.0	43.3	27.2
뇌졸중	만50세이상	3.6	3.8	3.4
	만65세이상	6.4	6.6	6.3
협심증/심근경색증	만30세이상	2.0	2.0	2.2
	만65세이상	6.0	5.7	6.1
천식	만19세이상	3.0	2.6	3.5
알레르기성비염	만19세이상	13.7	11.3	16.0
류마티스성관절염	만30세이상	1.7	1.0	2.3
	만65세이상	3.3	1.1	4.8
우울증	만30세이상	5.4	3.0	7.6
	만65세이상	6.2	3.2	8.3
갑상선질환	만30세이상	3.4	0.8	5.7
	만65세이상	2.8	0.3	4.6

출처: 보건복지부, 질병관리본부. (2015). 2014 국민건강통계I. (일부내용 요약)

1) 흡연율

1995년 국민건강증진법 제정 이후 2001년 범국민 금연캠페인, 2004년 담뱃값 인상 등으로 우리나라 성인 흡연율은 현저히 개선되었으나, 2008년부터 다시 흡연율이 증가하는 추세를 보였다. 이에 2009년 군 면세담배 폐지, 2010년 지자체 조례를 통한 실외금연구역 지정 확대, 2012년 공중이용시설의 금연구역 지정, 2015년 담뱃값 인상 등의 금연정책을 강화하여 흡연율을 감소시키고자 노력하고 있다.

2) 월간음주율

우리나라 성인의 월간음주율은 2011년까지 증가추세를 보였으나, 2012년부터 감소하는 경향을 보이고 있다. 고위험음주율도 2008년을 최고점으로 감소추세를 보이고 있으나, 성인 여자의 경우 월간음주율, 고위험음주율 모두 지속적으로 증가하는 추세를 보이고 있다.

3) 신체활동실천율

우리나라 국민의 신체활동실천율은 2008년 이후 지속적으로 감소하는 경향을 보이고 있으며, 특히 19-64세 성인의 근력 신체활동실천율이 낮은 것으로 확인되었다.

4) 건강식생활실천율

우리나라 국민의 건강한 식생활실천율은 증가하고, 아침식사 결식률은 감소하고 있으나, 에너지/지방 과잉섭취자비율은 증가하고 있다. 특히 6-11세, 19-49세 사이 연령층의 에너지/지방 과잉섭취자비율이 남녀 모두 타 연령층보다 높았고, 소득수준이 높은 중상위계층의 에너지/지방 과잉섭취자비율이 소득이 낮은 중하위계층보다 높았다.

5) 정신건강수준

스트레스 인지율과 우울증 경험률은 2009년까지 증가하다가 감소하는 추세를 보이고 있으나, 4명 중 1명은 일생동안 한 번 이상 우울, 불안 등의 정신건강문제를 경험하는 것으로 나타났다.

우리나라의 자살사망률은 2014년에 인구 10만명당 27.3명으로 2011년 31.7명보다 다소 감소하는 추세를 보이고 있으나, OECD 평균 자살사망률 12.1명보다 높고, OECD 국가 중 자살사망률 1위를 차지하고 있다. 특히 65세 이상 노인의 자살사망률이 다른 연령층보다 매우 높은 실정이다.

2.3. 건강결정요인

높은 수준의 건강을 유지하기 위해서는 건강에 미치는 중요한 요인들을 파악하고 그 요인들이 각 개인의 신체적, 정서적, 사회적, 영적, 직업적인 건강기능에 어떻게 긴밀한 관계를 맺고 있는지 알아야 한다.

1974년 캐나다 보건부장관이었던 라론데(Lalonde)는 캐나다인에 관한 건강보고서에서 건강결정요인을 인간생태학(human biology), 생활양식(life style), 환경(environment), 보건의료체계(heath care organization)로 제시하였고, 이 보고서를 통해 보건정책의 방향이 과거 치료 중심적 접근에서 질병과 조기사망을 감소시키는 예방 및 건강증진을 위한 접근으로 전환되었다. 이후 세계보건기구(WHO)는 1978년에 알마아타선언(Alma-Ata Declaration)을 통해 모든 인류의 건강 개선을 위한 생활양식 및 보건의료적 접근의 필요성을 주창하게 되었다.

그린(Green, 1980)은 건강에 영향을 미치는 요인을 사회적 요인과 개인적 요인으로 구분하였으며, 사회적 요인에는 문맹, 인구, 복지, 실업, 적대, 차별, 폭동, 범죄 등을 포함하였고, 개인적 요인에는 자아존중, 의미있는 직장생활, 신체적 건강, 삶의 의미, 안전, 사랑, 여가기회, 창조적 활동 등을 포함하였다.

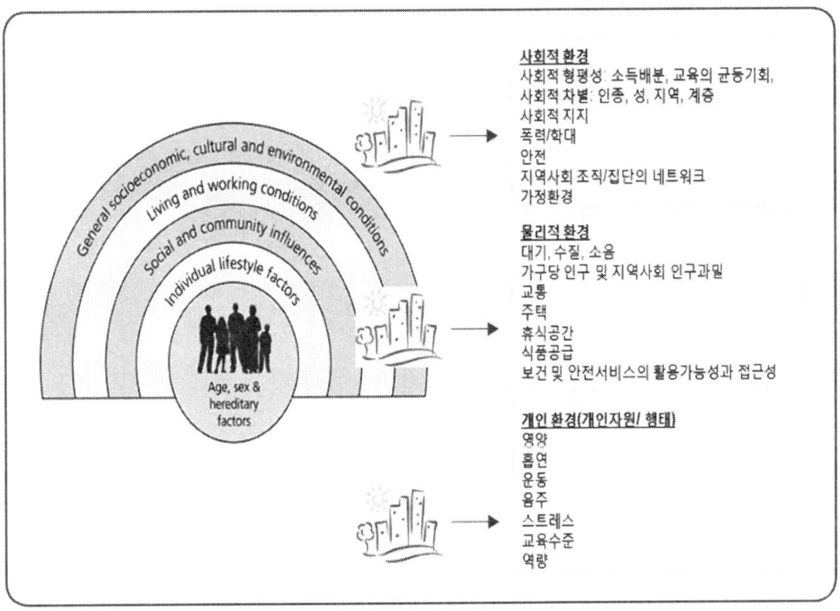

[그림 2-1] 건강에 영향을 미치는 요인

이후 오도넬(O'Donnell, 1991)은 헤틀러(Hettler, 1977)가 주장한 건강의 5가지 차원을 기초로 하여 신체적 건강, 정서적 건강, 사회적 건강, 영적 건강, 지적 건강을 주장하였다. 신체적 건강(physical health)은 인체의 생리적인 상태를 말하며, 정서적 건강(emotional health)는 인간이 삶을 영위하는 감정상태, 사회적 건강(social health)은 타인과 어울릴 수 있는 능력, 영적 건강(spiritual health)은 삶의 목적의식 또는 사랑을 주고받은 능력을 지닌 정신적인 상태, 지적 건강(intellectual health)은 봉사, 취미, 교양탐구 등을 통해 얻어지는 삶의 성취를 의미한다.

미국 보건부는 사망률이 높은 심장질환, 암, 뇌졸중, 사고, 독감/폐렴, 교통사고, 당뇨, 간경변, 자살, 살인, AIDS에 영향을 미치는 위험요인을 행동위험요인, 생물학적 요인, 환경요인, 사회적 요인으로 구분하였다. 이중 행동위험요인에는 변화가능한 요인으로 흡연, 다이어트, 운동부족, 다이어트, 알코올 남용, 약물 오용, 안전벨트 미착용, 성행위 등을 제시하였고, 건강위험행동으로 인하여 발생하여 합병증을 초래하는 고혈압, 고 콜레스테롤, 비만, 스트레스 등을 잠재적 질환요인으로 제시하였다.

만성질환과 변화 가능한 위험요인들 간의 관계를 [표 2-3]과 같이 살펴보면, 사망순위가 가장 높은 암의 위험요인은 흡연, 음주, 식이, 신체활동 부족, 비만, 간접흡연, 직업, 환경오염, 낮은 사회경제적 수준이며, 스트레스가 잠재적 요인인 것으로 알려져 있다.

[표 2-3] 만성질환과 변화 가능한 위험요인들 간의 관계

구 분	심장질환	암	만성폐질환	당뇨병	간경화증	근골격계질환	신경계질환
흡연	√	√	√			√	?
음주	√	√			√	√	√
고콜레스테롤혈증	√						
고혈압	√						√
식이	√	√		√		√	?
신체활동 부족	√	√		√		√	√
비만	√	√		√		√	√
스트레스	?	?					
간접흡연	?	√	√				
직업	?	√	√		?	√	?
환경오염	√	√	√				
낮은 사회경제수준	√	√	√	√	√	√	

√ : 확립된 위험요인, ?: 잠재적 위험요인

출처 : 대한예방의학회. (2015). 예방의학과 공중보건. p.345

1) 유전

고혈압은 부모 모두가 고혈압인 경우, 자녀의 고혈압 발생률이 정상 혈압을 유지하는 부모의 자녀보다 2.5배 이상 높으며, 뇌출혈은 부모와 자식 간에 0.49의 상관율이 있음을 학계에서 인정하고 있다. 암의 경우 유전성에 관해서는 부정하고 있으나, 개인적 소질이 환경의 제 요인과 상호작용하여 암을 유발하는 것으로 알려져 있다.

2) 라이프스타일(생활습관)

생활습관은 남자의 경우 악성종양 발생의 35%를, 여자의 경우 55%를 설명하는 것으로 알려져 있다. 과식, 과음, 과다지방은 비만증의 원인이 되어 관상동맥성 심장질환(협심증, 심근경색증), 고혈압, 당뇨병 및 골관절염 등을 일으키며, 뜨거운 음식은 식도암, 후두암, 위암 등의 발생률을 증가시키는 것으로 알려져 있다.

3) 기호

흡연은 단일요소로 악성종양 발생의 30%를 설명하는 것으로 알려져 있다. 흡연은 만성 호흡기 질환, 순환기계 질환 등을 유발하며, 음주는 고혈압, 암, 간 경화증, 동맥경화증, 뇌장애, 비타민 결핍증 등을 유발한다.

4) 사회·경제적 수준

소화성 궤양이나 고혈압은 정신적, 신경적 요인의 영향을 많이 받기 때문에 정신적 긴장감이 큰 도시인에게 많이 발생된다. 사회적 계층에 따라 소득수준이 높은 계층에는 당뇨병, 심장병, 유방암 등이 많고, 소득수준이 낮은 계층에는 결핵, 장티푸스, 위암, 자궁암 등이 많다. 결혼 상태에 따라 미혼 여성에게는 유방암 발생률이 높은 반면, 조혼, 다산, 성적 파트너가 많은 여성에게는 자궁암 발생률이 높다.

5) 직업

종사하는 직종에 따라 질병 발생의 상대위험도가 차이를 보일 수 있다. 예를 들어 금속

공, 광부, 매연공 등은 폐암에 대한 상대위험도가 높고, 미숙련공 등은 위암, 자궁암에 대한 상대위험도가 높다. 노출요인에 따라 질병 발생의 위험수준을 살펴보면, 화학물질을 취급하는 근로자에게 방광암이, 중석광부에게 폐섬유화증, 규폐증이, 방사선기계 취급공에게 피부암, 백혈병 등이 더 발생하는 것으로 알려져 있다.

6) 환경

환경적인 위험요인은 자연적 환경이든지, 사람이 만들어낸 인위적 환경이든지 개인이 통제할 수 없는 것들이 대부분을 차지한다. 자연환경은 생태계의 불균형 등에 의해 인간에게 여러 가지 만성질환을 발생시킨다. 예를 들어 산성 토질 지역 또는 하천수의 경도가 높은 지역에 거주하는 주민들에게 암 발생률이 높은 것으로 알려져 있다. 또한 인위적으로 생성된 공해와 같은 대기오염물질인 아황산가스는 만성 기관지염, 기관지성 천식, 폐기종을 유발시키고, 자동차 배기가스의 탄화수소는 폐암을 유발시킨다.

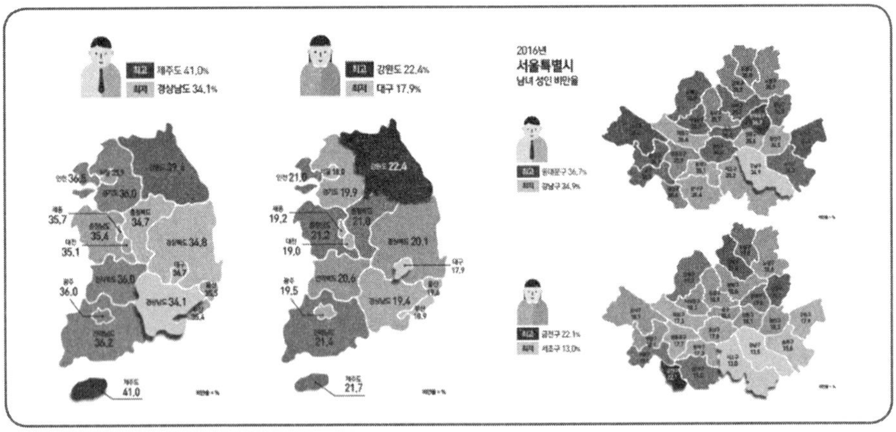

[그림 2-2] 지역별 성인 비만율 (2016)

출처: 국민건강보험공단. (2017). 2017 비만백서. p.41, p.51.

7) 영양

영양결핍 또는 영양과다와 같은 영양부조화(malnutrition)도 질병을 발생시킨다. 예를 들어 요오드(I)가 결핍되면 점액수종과 갑상선 중독증 등을 발생시키고, 티아민(VB1)이 결핍되면 심장질환을 발생시킬 수 있다. 영양과다는 비만을 초래하고, 당뇨병, 고혈압, 암, 뇌졸중, 신장염 등을 발생시킬 수 있다.

제3장

인체의 구조와 성장·발달

3.1. 인체의 구성요소

인체는 세포, 조직, 기관, 계통으로 구성되며, 계통은 골격계, 근육계, 순환계, 소화계, 호흡계, 비뇨계, 신경계, 내분비계 등으로 구분된다. 세포는 인체를 구성하는 가장 기본적인 단위, 기능상 기본 단위를 말하며, 조직은 기능적 전문성에 의해 같은 성질을 가진 세포들끼리 모여서 근육이나 뼈와 같이 조직(tissue)을 형성한다. 기관은 몇 개의 세포 또는 조직은 다른 종류의 세포나 조직들과 모여서 좀 더 복잡한 기능을 가진 집합체인 기관(organ)을 형성하며, 기관이 특정한 기능을 발휘하기 위해서는 여러 개의 조직들을 이용한다. 계통은 하나의 기관으로 어떤 특정한 기능은 할 수 있지만, 몸의 다른 부분과는 서로 유기적인 관계를 맺을 수 없기 때문에 기관 하나만으로는 개체의 생명을 유지할 수 없다. 따라서 적절한 기능을 발휘할 수 있도록 여러 개의 기관이 연결되어 계통(system)를 이루게 된다. 이것을 기관계(organ system)라 한다.

[표 3-1] 인체의 구성요소

구분	특징
세포	인체를 구성하는 가장 기본적인 단위, 기능상 기본 단위
조직	기능적 전문성에 의해 같은 성질을 가진 세포들끼리 모여서 근육이나 뼈와 같이 조직 형성
기관	세포 또는 조직이 모여 복잡한 기능을 가진 집합체 형성
계통	여러 개의 기관이 연결되어 적절한 기능을 발휘할 수 있도록 계통 형성

▷ 조직

- **신경조직** : 몸을 구성하는 기관, 조직, 세포의 활동을 전체적으로 통합하여 움직이도록 조절한다.
- **근육조직** : 힘을 발생시키고 몸이나 내장의 운동을 담당한다.
- **결합조직** : 내부기관들이 안정된 위치에 자리잡게 해 준다.
- **상피조직** : 기관의 표면을 덮고 내부의 관과 연결관의 바탕이 되며, 피부 외층을 구성하고 있다.
- **골조직** : 인체의 형태를 유지함과 동시에 내부장기를 지지하고 보호한다.

1) 골격계 (skeletal system)

▷ 구조

- **성인** : 약 206개의 뼈, 연골로 구성
- 태아 6~7주부터 골이 형성되기 시작하여 성인기까지 계속 형성된다.
- **골의 구조**
  - 골질 : 골의 표층부를 이루는 치밀질
  - 연골질 : 골의 관절면과 성장선에 위치
  - 골수 : 적색골수(혈액생성), 황색골수(지방저장)
  - 골막 : 골 표면의 질긴 섬유성의 막

▷ 기능

- **지주기능** : 근육의 부착점, 인체의 외형 유지
- **보호기능** : 내장기관 보호, (예) 두개골, 척추, 늑골, 골반 등
- **운동 추진기능** : 근육 수축 → 지렛대 역할 → 관절을 이용하여 운동
- **무기물의 저장기능** : 칼슘과 인 등의 무기물질 저장
- **혈액세포 생성 및 저장기능** : 혈액 생산(적색골수)
  (예) 적혈구와 백혈구, 혈소판 생성
- **에너지의 저장기능** : 황색골수의 세포 내에 저장되어 있는 지방질
  → 화학적 에너지원으로 사용

2) 근육계 (muscular system)

▷ 구조

- 근육은 골격근, 심근, 평활근으로 구분된다.
- 근육은 근섬유, 미세섬유, 근원섬유, 근육세포, 근막으로 형성된다.

[표 3-2] 근육의 종류와 특징

근육의 종류		주요 기능	횡문의 유무	지배신경
골격근	속근(백근) 지근(적근)	골격의 위칙관계 변화 또는 유지 → 신체의 운동과 자세 유지	유	체성신경
심 근		심장의 펌프 작용	유	자율신경
평활근		장기의 운동	무	자율신경

▷ 기능

- 근육은 근수축을 통하여 몸체나 내장의 운동을 일으킨다.
- 자세를 유지하고 체열(body heat)을 생성한다.
- 근육은 자극에 의해 흥분하여 활동전위를 일으키는 조직이지만, 신경과는 달리 흥분했을 때 수축하는 성질이 있다.

3) 순환계 (circulatory system)

▷ 심장의 구조

- 끊임없이 펌프작용을 하여 혈액을 혈관계로 내뿜어 보내는 작용
- 무게 : 약 300g인 정도
- 구조 : 심장은 좌우 두 개의 심방과 두 개의 심실로 구분
  - 심방과 심실 사이에는 혈액의 역류를 막아주는 판막이 있다.
  - 삼첨판: 우심방과 우심실 사이
  - 승모판막: 좌심방과 좌심실 사이

▷ 기능

- 혈관계와 림프계

- 음식물의 영양분을 체외조직으로 보내는 것과 체내에서 생긴 노폐물을 신장에 보내는 작용
- 내분비선에서 분비된 호르몬의 운반
- 근육이나 간장에서 발생한 체열의 전달

▷ 혈관 : 동맥(artery), 정맥(vein), 모세혈관(capillaries)으로 분류

▷ 혈압 : 심실이 수축하여 동맥으로 혈액을 펌프질할 때의 압력

※ 정상범위 : 수축기혈압(100~140mmHg), 이완기혈압(50~80mmHg)

▷ 혈액의 주요 기능

- 폐로부터 섭취한 산소, 소화기에서 흡수한 영양소, 내분비선에서 분비된 호르몬을 목표지점에 운반한다.
- 조직에서 생산된 대사산물을 배설기로 운반한다.
- 화학수용기가 내분비선 중에 적합한 화학성 자극을 공급한다.
- 체액의 삼투압을 조절하고, 수소이온 농도를 일정수준으로 유지한다.
- 체열을 운반함으로써 체온을 균일화하는데 도움을 준다.
- 백혈구의 작용으로 면역성을 확보한다.

4) 소화계 (digestive system)

▷ 구조

- **소화관** : 구강, 식도, 위, 소장, 대장, 직장 등
- **부속기관** : 소화액의 분비활동을 담당하는 위액선, 위소장막, 췌장, 담낭 등

▷ 기능

- 음식물이나 수분을 섭취하고 고형 노폐물 배설
- 음식물을 분해하여 소화관 벽을 통과할 수 있는 저분자 물질로 소화
- 저분자 물질로 된 섭취물을 소화관공에서 흡수
- 흡수된 물질은 체세포에서 직접 대사되거나, 혹은 간 등에서 대사되어 이용 가능한 상태로 변화

5) 호흡계 (respiratory system)

▷ 구조

- 기도 (air way, air tract) : 비공, 인두 · 후두 · 기관지
- 폐 (lung) : 종말기관지, 폐포관 · 폐포
- 흉곽 (thorax, thoracic cage) : 척추 · 늑골 · 흉골 등, 근육근 · 횡격막 등

▷ 정상범위 : 성인의 경우 1분 동안에 12회에서 20회 정도

▷ 유형

- 흉식호흡 : 흉곽의 운동에 의한 호흡
- 복식호흡 : 횡격막의 운동에 의한 것

▷ 기능

- 체내 · 외 간의 가스교환
- 외호흡(폐호흡) : 폐 속에서 폐포와 폐조직의 모세혈관을 통하여 흐르는 혈액 사이에서 이루어지는 가스교환
- 내호흡(조직호흡) : 신체의 말초조직 내에서 혈액과 세포 사이에 이루어지는 가스교환

6) 비뇨계 (urinary system), 신경계 (nervous system)

▷ 비뇨계

- 구조 : 두 개의 신장, 두 개의 요관, 방광, 요도
- 기능 : 대사의 결과로 생산된 노폐물을 제거하는 것, 체액 및 전해질 조절

▷ 신경계

- 구조 : 중추신경계와 말초신경계
  - 중추신경계: 뇌와 척수
  - 말초신경계: 자율신경, 수의신경(체성신경)
- 기능
  - 인체 내 · 외의 환경에서 일어나는 여러 가지 변화 감지

– 변화에 대해서 신체가 적절하게 반응하고 적응할 수 있도록 지시

7) 내분비계 (endocrine system)

▷ 구조

- 내분비선(endocrine glands)
- 도관이 없이 혈액 중에 분비하는 기관
- 뇌하수체, 갑상선, 상피소체, 췌장, 부신, 난소, 정소 등

▷ 기능

- 분비물 : 호르몬(hormone)

3.2. 인체의 성장 · 발달

인간의 성장과 발달은 수정되는 순간부터 죽음에 이르기까지 시간이 경과함에 따라 인간에게 나타나는 모든 양적, 질적 변화를 총체적으로 일컫는 개념으로, 노화도 발달의 한 과정으로 이해한다.

1) 개념

▷ 성장과 발달 : 상호교환적으로 사용, 복합어.

▷ 성장(growth)

- 신체적 생물학적 변화, 양적 변화
- 인간발달의 중요한 요소로서, 주로 생물학적인 변화와 신체의 양적 증가를 의미한다.
- 아동의 신장, 체중, 골격 등의 크기가 변하는 현상

▷ 발달(development)

- 기능과 질적인 변화, 기능이 성숙해 가는 질적 변화
- 인간의 전 생애에 걸쳐 일어나는 신체적 구조, 심리적 특성 및 행동, 적응방식 등

모든 변화의 양상과 과정을 의미한다.

- 생물학적 영향과 환경적 영향이 상호작용하여 아동의 신체구조와 기능, 행동 또는 사고가 변화하는 것을 말한다
- 발달은 성장, 성숙, 학습을 통하여 이루어진다.

▷ 성숙(maturation)

- 성장, 발달이 궁극적으로 도달하고자 하는 상태
- 유전적으로 예정되어 있는 성장, 발달의 최종 상태
- 환경요인보다는 유전요인, 즉 내적 요인에 의해 통제되는 변화과정
- 학습과 같은 외적 요인에 의해 영향을 받지 않고 유전적 특성에 의한 개인의 발달 패턴과 방향에 따라 진행되는 과정이다.
- 아동이 자라면서 능력과 적응성이 증가되고, 구조와 기능이 정밀해지는 것은 성숙의 결과이다.

▷ 학습(learning)

- 훈련 또는 연습 등 환경에서의 직접, 간접적 경험에 의해 나타나는 발달적 변화를 의미한다.
- 유전적 소인 외에 경험과 학습으로 더 많은 변화를 나타낼 수 있다.
- 인간의 성숙한 행동과 지능, 성격 등도 경험 또는 학습의 결과로 보며, 인간발달이 학습의 산물이라고 보는 이론도 있다.

수정단계 시작되는 성장, 발달은 절정기인 청소년기를 지나면서 서서히 속도가 늦추게 되고, 장년기에 들어서 정지현상이 나타나고 퇴보현상을 보이게 된다.

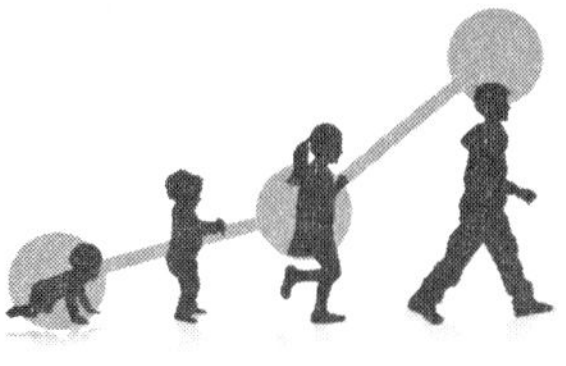

2) 성장발달의 원리

모든 아동에게 보편적으로 적용되는 기본적인 발달 경향이다. 성장발달의 원리는 성장발달의 순서성, 방향성, 연속성 및 다양성, 분화와 통합, 결정적 시기, 개인차, 단계성 등이다.

- 성장발달의 순서성
- 성장발달의 방향성
- 발달의 연속성 및 성장률의 다양성
- 분화와 통합의 원리
- 결정적 시기의 원리
- 개인차의 원리
- 성장발달의 단계성

(1) 성장발달의 순서성

- 논리적이고, 질서 정연한 순서가 있다.
- 유전에 의해 정해진 순서대로 예측할 수 있게 진행된다.
- 신체, 지능, 정서 등 모든 발달영역에서 다음 단계의 발달은 이전단계의 발달 성과들이 누적되어 이루어진다.
- (예) 운동발달 : 뒤집기→기기→혼자 앉기→서기→걷기 등
  언어발달 : 옹아리→단음절의 말→간단한 문장→ 긴 문장, 복잡한 문장

(2) 성장발달의 방향성

- 일정한 방향으로 질서정연하게 진행된다.
- 두미방향 : 머리→하체
- 근원방향 : 근위(심장에서 가까운 중심부) → 원위 (심장에서 먼 곳인 말초부)

(3) 발달의 연속성 및 성장률의 다양성

- 수정된 순간부터 죽음에 이르기까지 전 생애를 통해 끊임없이 지속된다.
- 발달속도 또는 성장비율은 신체부위나 발달시기에 따라, 발달영역에 따라 다양하다.
- 급성장기 : 제1급성장기(영아기), 제2급성장기(청소년기)
- 성장발달은 쉼없이 지속되는 특정이 있다.

(4) 분화와 통합의 원리

- 발달은 분화와 통합의 원리에 의해 진행된다.
- 발달은 미분화된 일반적인 것에서 특수하고 세밀한 것으로 분화되면서 계층적 통합의 상태로 진행된다.

- 근육조절도 전체 운동에서 미세운동으로 세분화하여 발달하면서 기능의 통합을 가져온다.
- 신체발달, 지적발달, 사회성발달, 성격발달, 정서발달 등이 독립적으로 이루어지지 않고, 상호 밀접하게 관련되어 통합된 전체로 발달한다.

(5) 결정적 시기(critical period)의 원리

- 특정한 시기에 특정기관 또는 기능의 발달이 최적으로 진행되는 시기가 있다.
- 결정적 시기 : 민감기(sensitive period)
- 환경의 영향을 크게 받는다.
- 학습이 이루어질 수 있는 가능성이 극대화되는 시기이다.
- (예) 뇌의 발달 : 2세까지 성인의 80%에 도달

  사회성발달 : 1세에 양육자와의 신뢰성 형성

(6) 개인차의 원리

- 성장발달은 유전과 환경의 상호작용과정이다.
- 개인별 성장발달 속도 또는 형태에 있어 독특한 양성을 보인다.
- 환경적 요인, 즉 가족환경, 사회경제적 환경, 문화적 배경 등에 따라 영향을 받는다.

(7) 성장발달의 단계성

- 아동의 성장발달은 특정한 단계를 거친다.
- 발달단계란 인간발달과정에서 이전에 나타나지 않았던 어떤 특정한 행동이나 특성이 어떤 시점에서 처음으로 뚜렷하게 나타나는 시기를 의미한다.

[표 3-3] 연령과 발달단계

발달단계		특징
출생전기 (Prenatal period) 수정~출생	• 배아기 : 수정~8주 • 태아기 : 8주~40주	• 성장발달이 빠르고 어머니에게 완전 의존적인 존재로 일생에서 가장 결정적인 시기임. • 적절한 산전관리가 중요함.
영아기 (Infancy) 출생~12개월	• 신생아기 : 출생~4주 • 영아기 : 1~12개월	• 제1급성장기 • 양육자와의 상호관계를 통해서 신뢰감과 대인관계의 기초 형성 • 첫 4주간은 적응하는 시기로 생리적 조절과 안정이 중요함.

아동초기 (Early childhood) 1~6세	• 유아기 : 1~3세 • 학령전기 : 3~6세	• 자율성과 솔선감이 발달함. • 급속한 언어발달로 사고의 범위가 확대됨 • 급격한 사회성발달로 기본적 사회화 달성 • 역할학습, 자기조절과 통제, 독립성 습득 • 자가개념이 발달하기 시작함.
아동중기 (Middle childhood) 6~12세	• 학령기: 6~12세	• 공식적인 학교교육이 시작됨. • 가족에서 또래관계로 관심이 옮겨감. • 성취하고 달성하는 것에 흥미를 느낌. • 근면함. • 신체적, 정신적, 사회적 성장발달이 균형있게 진행됨. • 사회성과 도덕성의 발달이 중요함.
아동후기 (Later childhood) 12~18세	• 청소년기 : 12~18세	• 제2급성장기 • 독립된 성인으로서의 삶을 위한 준비단계 • 자아개념을 재정리함. • 이전의 학습과 가치를 내면화함. • 집단보다 개인의 정체성에 초점을 둠.
청년기/성인기 (Adolescence/ Adulthood) 18~35세	• 청년기 : 18~35세 • 성인기 : 18~60세	• 직업을 갖는 시기 • 배우자를 찾고 함께 사는 방법을 배우며 가정을 갖는 시기
중년기 (Middle age) 35~65세	• 중년기 : 35~65세	• 결혼생활이 지속되는 시기 • 직업, 사회적인 안정을 추구하는 시기 • 생리적 변화에 적응해야 함.
노년기 (Old age, Senile) 65세 이상	• 노년기 : 65세 이상	• 신체적인 힘과 건강의 약화가 급속히 진행되는 시기 • 은퇴, 소득의 감소, 독립성 감소 • 배우자, 친구, 본인의 죽음에 적응해야 함.

3) 성장발달의 특징

(1) 신체적 특징

- 인간이 성장함에 따라 내부기관 및 조직의 구조와 기능의 변화에 상응하여 외모가 변화한다.
- 신체 각 부분은 각기 다른 성장률을 보인다.
  - 골격근은 전반적인 신체 성장과 유사하다.
  - 뇌, 림프, 생식기는 각기 다른 성장유형을 보인다.
- Scammon의 발달곡선
  - 신경형 : 5세의 뇌중량이 성인의 80%
  - 일반형 : 5세의 근육, 골격 등이 성인의 30%

– 생식형 : 5세의 생식선은 성인의 10%, 유아기에는 성차에 의한 영향이 적음.

– 임파형 : 7세에 성인수준, 12세에 성인의 2배, 저항력이 약한 유소년기에 외부의 세균침입에 대한 대비, 성인에 가까울수록 저항력이 강화되면서 퇴화

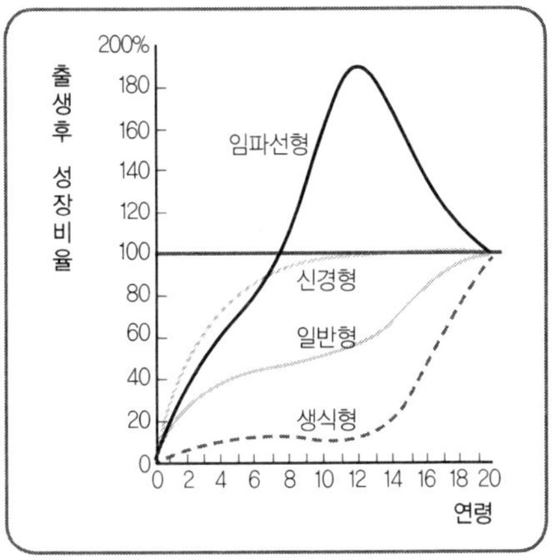

[그림 3-1] Scammon의 발달곡선

[표 3-4] 연령별 신장 및 체중의 변화

연령		신장	체중
영아	전반기	• 매월 2.5cm 증가 • 4개월 이후 매월 1.25cm 증가	• 매주 140–200g 증가 • 3개월에 출생시 체중의 2배
	후반기	• 1세에 출생시 신장의 1.5배	• 매주 85–140g 증가 • 1세에 출생시 체중의 3배
유아		• 2세에 성인 신장의 1/2 • 2세에 12cm 증가 • 3세에 6~8cm 증가	• 2세에 출생시 체중의 4배 • 매년 2~3Kg 증가
학령전기 아동		• 4세에 출생시 신장의 2배 • 매년 5–7.5cm 증가	• 매년 2~3Kg 증가 • 4세에 출생시 체중의 5배
학령기 아동		• 7세 이후부터 매년 5cm 증가 • 8세에 출생시 신장의 2.5배 • 12세에 출생시 신장의 3배	• 매년 2~3Kg 증가 • 6세에 출생시 체중의 6배 • 10세에 출생시 체중의 10배 • 12세에 출생시 체중의 12배
사춘기	여아 (10~14세)	• 5–25cm (평균 20.5cm) 증가 • 초경시작이나 골연령 13세까지 성인 신장의 95% 도달	• 7–25Kg (평균 17.5Kg) 증가
	남아 (11~16세)	• 10–30cm (평균 27.5cm) 증가 • 골연령 15세까지 성인 신장의 95% 도달	• 7–30Kg (평균 23.7Kg) 증가

(2) 운동 발달 특성

발달시기에 따라 전체운동과 미세운동이 서로 상호작용하며 발달한다. 구체적인 시기별 발달 특성은 다음과 같다.

▷ 전체운동발달

- 목가누기 : 3–4개월
- 뒤집기 : 4–6개월
- 혼자 앉기 : 7–8개월
- 붙잡고 서기 : 9–10개월
- 손잡고 걷기 : 12개월
- 혼자서기 : 12–14개월
- 혼자걷기 : 15개월
- 손잡고 계단 오르기 : 18개월
- 달리기, 공차기 : 1.5–2세
- 계단 오르내리기 : 2세
- 세발자전거 타기 : 3세
- 줄넘기하기 : 5세

▷ 미세운동발달

- 손바닥으로 잡기 : 6개월
- 가위모양 잡기 : 9개월
- 집게 잡기 : 12개월
- 블록 쌓기 : 15–24개월
- 수직, 원형그리기 : 24개월
- 가위질하기, 단추 채우기 : 3–3.5세
- 젓가락질하기 : 3–4세

(3) 감각 발달 특성

발달시기에 따라 시각, 청각, 후각, 미각, 촉각 등의 감각 발달이 차이를 보인다. 시기별 감각발달 특성은 다음과 같다.

[표 3-5] 발달시기별 감각발달

영역	시기별 감각발달
시각	• 시각은 인간의 감각기능 중 가장 늦게 발달함. • 생후 몇 개월간은 근시상태, 1세경 정상 시력 • 1개월 : 초점 형성, 응시 가능, 천연색으로 사물을 인지함. • 2개월 : 삼원색(기본색)을 구별함. • 3개월 : 푸른색과 초록색보다 노란색, 빨간색을 선호함. • 형태지각 : 움직이는 물체, 천연색, 곡선을 선호함. 물체보다 사람, 특히 얼굴 중 눈을 선호함. • 깊이지각 : 6개월이면 깊이 지각 가능함.
청각	• 청각능력은 시각능력과 동시에 발달함. • 청각과 시각은 협응함. • 신생아는 높고 강한 소리에 민감한 반응을 보임. • 2주 : 사람소리와 다른 소리를 구분함. • 3주 : 어머니 목소리에 민감한 반응을 보임. • 4-6개월 : 소리나는 방향을 정확하게 인지하며, 음악을 들으면 좋아함.
후각	• 출생 초기부터 후각발달이 상당한 수준임. • 생후 수일내로 냄새들 간의 차이를 구분함. • 신생아는 어머니의 젖냄새를 인지함.
미각	• 신생아 : 단맛, 신맛, 쓴맛, 짠맛을 구분함. • 2-3개월 : 미각 선호도가 생김. • 4개월 : 짠맛을 좋아하기 시작함. • 영아기 말기에는 다양한 미각경험이 필요함.
촉각	• 신생아는 촉각으로 물체를 탐색함. • 촉각으로 주변 환경을 인지함. • 12개월 : 촉각만으로 익숙한 물체를 알아차림. • 신체접촉은 아동발달에 도움을 줌. • 출생 시부터 온도감각, 통증감각이 있음.

(4) 정서적 발달

출생 시에는 불편, 고통, 관심, 흥분의 감정을 느끼며, 출생 시부터 3개월까지는 혐오, 싫음, 슬픔의 감정을 느낀다. 생후 2-7개월에는 즐거움, 환희, 분노, 놀람, 경계심, 두려움의 감정을 갖으며, 생후 7-18개월에는 심한 분노의 감정을 표출할 수 있다. 생후 18-36개월에는 애정, 사랑, 감정이입, 동정의 감정을 느끼며, 생후 24-36개월에는 죄책감, 당황함, 수치심, 우월감 등을 갖게 된다.

(5) 지적 및 인성 발달

인지적, 도덕적 발달은 출생 시부터 청소년기까지 이루어진다. 인지발달단계는 감각운동기, 전조작기, 구체적 조작기, 형식적 조작기로 구분되며, 도덕적 발달단계는 전 인습적 도덕수준, 인습적 도덕수준, 후인습적 도덕수준으로 구분된다.

[표 3-6] 발달단계

단계	인지발달단계 (Piaget)	심리성적 발달단계 (Freud)	심리사회성 발달단계 (Erikson)	도덕성 발달단계 (Kohlberg)
영아기 (출생~1세)	감각운동기 (출생~2세)	구강기	신뢰감 vs. 불신감	
유아기 (1~3세)	전조작기(2~7세)의 전개념(2~4세)	항문기	자율성 vs. 수치감, 의심	전 인습적 도덕수준 • 체벌과 복종지향
학령전기 (3~6세)	전조작기(2~7세)의 직관기(4~7세)	남근기	주도성, 자발성 vs. 죄의식, 죄책감	전 인습적 도덕수준 • 단순규칙 지향
학령기 (6~12세)	구체적 조작기 (7~11세)	잠복기	근면성 vs. 열등감	인습적 도덕수준 • 착한 아동지향 • 법질서 지향
청소년기 (12~18세)	형식적 조작기 (11~15세)	생식기	자아 정체감 vs. 자아 정체감 혼란	후인습적 도덕수준 • 사회계약 지향 • 광범위한 윤리원칙 지향
청년기			친밀감 vs. 고립감	
중년기			생산성 vs. 정체감	
노년기			자아통합 vs. 절망감	

(6) 심리사회성 발달단계 (Erik Erikson, 1968, 1993, 1998)

- 정체성과 자아는 지속적인 단계를 통해 발달한다.
- 개개인이 본인과 타인들로부터 신뢰감을 느끼고 가치를 느낄 필요성에 바탕을 두고 있다.
- 건강한 인격의 긍정적인 조건에 대해 설명하고 있다.
- 발달단계에 따라 대립되는 두 가지의 해결과제가 있다.
- 각 단계에서 성공적인 과제 수행을 통해 다음 단계로 이동할 수 있다.
- 이론적 구조는 타인과 환경의 영향을 인정하나, 결과적으로는 본인 스스로가 문제를 해결해야 한다.

[표 3-7] 심리사회적 발달단계별 과제와 결과

심리사회적 발달단계별 과제	결과
신뢰감 vs. 불신감	믿음과 희망
자율성 vs. 수치심, 의심	자제력과 의지력
자발성, 주도성 vs. 죄책감, 죄의식	방향과 목적
근면성 vs. 열등감	방법과 능력
자아 정체감 vs. 자아 정체감 혼란	헌신과 충실
친밀감 vs. 고립감	협동과 사랑
생산성 vs. 정체감	생산과 배려
자아통합 vs. 절망감	통합과 지혜

4) 건강에 영향을 미치는 요인

성장 · 발달 과정에서 건강에 영향을 미치는 요인은 유전, 물리적 · 생물학적 · 사회문화적 환경, 식습관 · 위생습관 · 휴식습관 · 운동습관 등과 같은 행동, 교육기관의 인적 · 물리적 환경 및 교육과정 등이다.

(1) 유전적 요인

- 유전자, 성차, 내분비(호르몬, 대사 등)
- 성장호르몬 : 키의 성장의 주된 역할, 과잉 분비 시 뇌하수체 거인증 초래
- 갑상선호르몬 : 성장발육에 영향을 미치는 요인
- 인종 : 인종이 지닌 생물학적 조건, 생활양식, 사회경제적 조건
- 부모의 체격

(2) 환경적 요인

- 태생기 환경
- 가정 환경, 사회경제적 수준
  - 부모의 직업, 학력, 경제수준
  - 주거환경(밀집지역, 비위생적인 환경) 등
- 심리사회적 환경 : 스트레스
- 사회문화적 요인 : 대중매체의 영향력, 인터넷의 활용수준 등

- 영양 및 건강상태 : 영양섭취량, 질병 유무 등
- 계절적 요인
- 지리적 요인 : 도시, 농촌

(3) 유전과 환경의 상호작용

- 유전적 요인에 의한 영향과 환경적 요인에 의한 영향을 엄밀하게 구분하기 어렵다.
- 환경적 요인에 따라 타고난 유전적 잠재력이 발휘되는 정도가 영향을 받는다.

(4) 건강행동: 운동

- 효과 : 건강 증진, 긴장 완화, 스트레스 관리, 질병 예방(천식, 당뇨병 등)

[표 3-8] 유아기 및 학령기 운동 특성

연령	운동 시간	활동	운동 종목
유아기	60~90분/1일 (1회당 30~45분)	대근육 운동 및 실외 활동	달리기, 차기, 공 주고받기, 율동, 자건거 타기, 점핑, 기어오르기 등
학령기	30~40분/1일	대근육 운동	유산소 운동

(5) 교육과정

- 개인위생과 건강습관에 대한 교육
- 안전교육
- 질병 및 응급상황에서의 대처 교육
- 운동 등의 활동
- 물리적 환경
  - 안전한 시설과 설비
  - 공간 : 적절한 공간 밀도
  - 쾌적한 환경 : 안락함
  - 소음 : 소음 통제
  - 온도와 습기
  - 실내외 공기 : 신선한 공기
  - 냄새
  - 청결

3.3. 건강한 노화

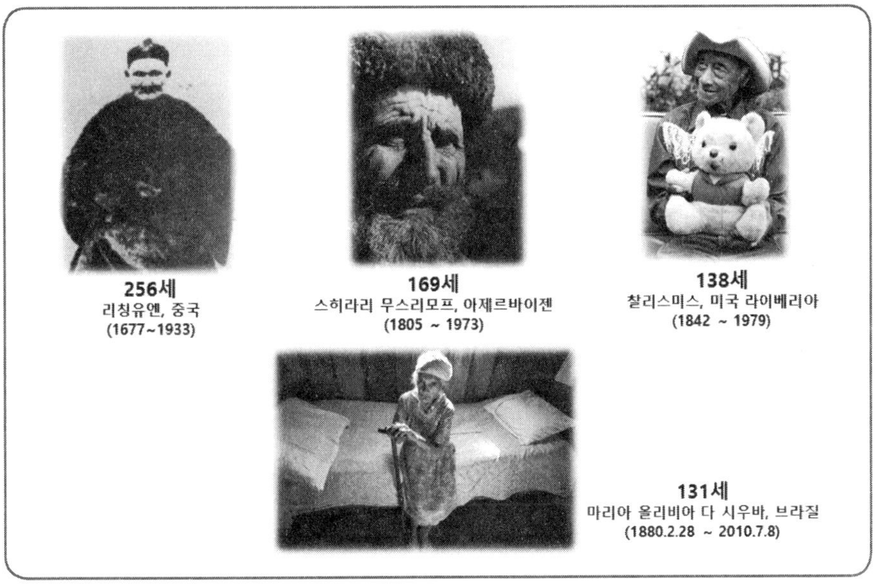
256세
리칭유엔, 중국
(1677~1933)
169세
스히라리 무스리모프, 아제르바이젠
(1805 ~ 1973)
138세
찰리스미스, 미국 라이베리아
(1842 ~ 1979)
131세
마리아 올리비아 다 시우바, 브라질
(1880.2.28 ~ 2010.7.8)

[그림 3-2] 생존 인물 중 장수한 사례

1) 노화의 특징

인간은 나이가 들어감에 따라 신체적, 사회적, 정신적, 지적으로 성장, 성숙, 쇠퇴의 변화를 겪게 된다. 매일의 순간마다 조금씩 나이가 들어가는 것으로 개개인마다 노화를 경험하는 것은 서로 차이가 있으며, 노화는 만성적 기능장애가 계속되면서 악화된다.

▷ 노화(senility, aging) 현상

- 신체적 성장 · 발달의 중지
- 운동기능의 쇠약, 감각기능 및 소화 · 호흡 · 배출 기능의 저하
- 면역기능과 조절기능의 혼란
- 생식기능의 쇠퇴

▷ 노화과정

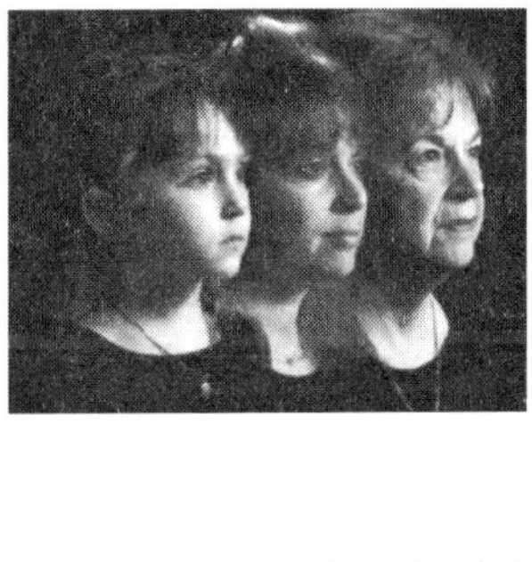

- 생물학적 노화 : 신체의 장기 및 각 기관의 상대적인 노화
- 사회적 노화 : 노인 편견 또는 고령자 차별(ageism)

▷ 노화에 영향을 미치는 요인

- 환경적인 상해
- 질병
- 유전
- 스트레스
- 문화적 영향 등

▷ 만성질환 유발요인

- 장기간의 환경적 공격
- 나쁜 건강행동
- 스트레스 등

▷ 노화와 관련된 건강 위험군

- 80세 이상
- 잦은 낙상
- 영양실조로 인한 체중감소
- 배우자나 친구들의 상실로 인한 우울증
- 경한 기억력 감소
- 2개월에 3번 정도 입원
- 정규적으로 5가지 이상의 약물 복용
- 지역사회 공동체에 가까운 가족이 없는 사람
- 보건교육이 필요한 사람

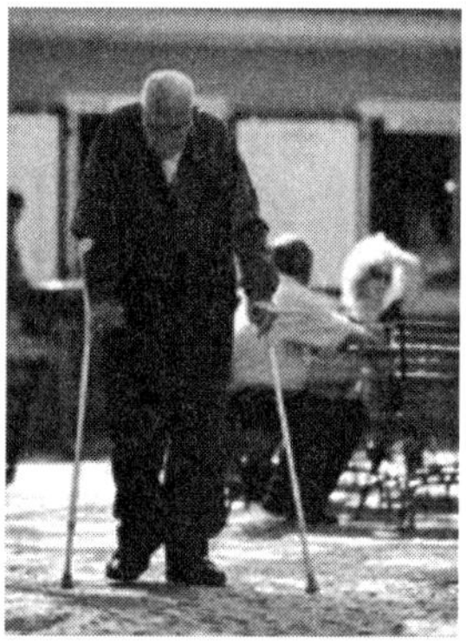

2) 노화이론

- 성장호르몬 분비이론
- 노폐물이론
- 가교제이론
- 생존율이론
- 쇠약 및 손상이론
- 노화의 사회적 이론들
- DNA 손상이론
- 유리기이론
- 오류이론
- 계획된 세포손실이론
- 신경내분비이론
- 신경내분비이론

- 유전 제어이론
- 체세포 변이이론
- 면역학이론
- 자가면역이론

3) 노년기 발달 특성

35세부터 65세까지의 중년기는 결혼생활과 직장생활을 지속하는 시기로 활발한 사회적 활동이 이루어지는 시기이나, 노화로 인한 다양한 생리적 변화에 적응해야 하는 시기이기도 하다. 반면 65세 이상의 노년기는 체력 약화, 소득 감소, 독립성 감소, 배우자 · 친구 · 본인의 죽음에 적응해야 하는 시기로 지속적인 일과 사교적 활동이 신체적, 사회적 노화를 지연시키는데 도움을 줄 수 있다.

▷ 심장과 순환계

- 25세 이후 심장, 전립선은 일정한 무게를 유지한다.
  ※ 타 기관은 노화와 함께 무게가 감소한다.
- 운동 시 심장의 강도와 박동수를 늘릴 수 있는 능력이 서서히 퇴화한다.

▷ 비뇨계

- 사구체 여과율이 20~90세 사이에 47%정도 감소한다.
  ※ 성인의 신체조성: 58% 수분

▷ 소화계

- 위장관의 움직임(음식 섭취, 소화, 흡수, 배출)은 생리적 요구에 대한 반응이다. 위장관은 연령이 증가함에 따라 위축된다.
- 위장관의 움직임은 출생부터 노년기까지 긴장, 걱정 등에 민감하게 반응한다.
- 신진대사 감소, 효소생산 감소, 위산 감소

▷ 지방조직

- 남성, 여성 모두 70세 이후 지방이 감소한다.
- 지방의 감소로 골격의 뚜렷함이 두드러진다.

▷ 림프조직

- 흉선이 너무 작아 찾기 힘들어진다.

▷ 호흡계

- 기초대사율이 떨어진다.
- 남성이 여성보다 빠른 속도로 기초대사율이 감소한다.

▷ 골격계

- 노년기까지 골격계의 길이가 서서히 줄어든다.
- 중년에서부터 척추 디스크가 얇아지고 척추가 짧아진다.
- 골다공증 발생 위험도가 높아진다.
- 몸통이 짧아지고 사지가 길어져 태아 때의 성장비율과 상반된 특징을 보인다.

▷ 근육조직

- 근육사용과 비례하여 근육조직이 증가한다.

▷ 신경계

- 뇌세포가 죽거나, 쪼그라들거나, 연결이 끊어지기 때문에 뇌세포가 감소한다.
- 충동적인 행동이 감소하고, 반응이 느려진다.
- 중추신경계의 구조적 변화로 인하여 인지능력의 손상을 가져온다.

▷ 생식계

- 생식기는 폐경기 이후 퇴화한다.
- 남성, 여성 모두 나이가 들수록 생식기가 퇴화한다.

▷ 통합기관

- 피부의 노화를 확연하게 볼 수 있다.
- 피부의 재생 능력, 탄력성이 감소한다.

▷ 내분비계

- 모든 내분비선(갑상선, 부신, 뇌하수체, 부갑상선, 랑게르한스섬 등)의 기능이 감

소한다.

4) 노년기 건강관리

생애주기에서 생물학적, 사회적 역할 변화로 개인의 인생에 어떤 전환점(turning point)이 시작되는 시기가 있다. 이 시기를 생애전환기(life transition)라고 한다. 이 때에는 외모를 중시하는 젊은 연령층에 비해, 중년층은 복부비만에 따른 심장질환 예방을 위해 건강식이 섭취와 관절에 무리가 없는 유산소운동을 선호한다. 특히 노년층의 경우 젊은 연령층에 비해 비교적 건강 영양식이를 섭취하고 있다고 알려져 있다. 갑작스런 배우자의 상실로 인한 인생의 전환기가 시작될 경우 식이 섭취의 장애, 신체활동 부족, 우울증 등의 정신건강문제가 발생할 수 있다.

▷ 노화에 따른 생리적 변화

- 심혈관, 내분비, 소화, 면역, 피부, 근골격, 신경, 비뇨, 생식, 호흡기계와 감각 수용기관의 변화
- 심장질환, 암, 중풍, 만성 상기도 질환, 유행성 감기와 폐렴, 노인성 치매, 신장 질환, 고의적이지 않은 신체적 손상, 패혈증 등 발생

연령의 증가는 만성질환의 유병률을 높이며, 일상생활활동(activity of daily living, ADL)의 수행능력을 감소시킨다. 70세를 넘게 되면 관절염, 고혈압, 청각장애, 심장질환, 백내장, 당뇨 환자의 비율이 높아지고, 80세를 넘게 되면 여러 개의 질환과 다수의 신체장애를 동반하게 된다. 특히 65세를 넘게 되면 치매의 위험성이 높아지게 된다. 2014년 통계에 의하면, 65세 이상 노인 중 치매고위험군(경도인지장애)이 약 25%이며, 치매진료를 받은 노인이 치매환자의 약 1/3에 불과한 것으로 보고되고 있다(보건복지부, 2011).

▷ 노년기 주요 질환

- 비만
- 고혈압, 당뇨병
- 고콜레스테롤혈증, 고중성지방혈증
- 근골격계질환 : 골관절염, 골다공증
- 구강질환

- 우울증상, 자살생각

▷ 노년기 건강관리방안

- 정기 건강검진, 암검사 참여
- 자가검사 실시 : 유방, 고환
- 예방접종
- 심폐소생술 활용
- 상해 예방을 위한 안전장비 착용 (안전띠, 헬멧 등)
- 스트레스 관리
- 신체활동 증진
- 식생활 개선 : 콜레스테롤, 지방, 염분, 카페인, 섬유질, 엽산 등
- 금연, 해로운 음주예방, 약물오남용 방지
- 치아관리, 구강관리
- 성병 예방
- 호르몬 조절요법 : 갱년기 장애, 폐경 후 여성
- 안전한 환경, 낙상 등의 사고 예방

▷ 향후 과제

- 향후 급속한 고령화로 치매환자 급증
- 치매환자의 의료비 문제 : 치매로 인한 총 진료비(2008) 5천억원
- 조기검진 및 치료에 의한 지속적 관리를 통해 사회적 비용의 절감

제4장

건강평가

4.1. 필요성

불균형적인 식습관, 신체활동의 부족, 과도한 음주, 흡연 등의 불건강한 생활습관과 스트레스, 과체중, 고혈압, 고 콜레스테롤, 사회적 지지의 부족 등의 잠재적 질환요인은 지속적으로 국민의 건강수준을 위협하는 건강위험요인으로 제시되어 오고 있다. 특히 의료비 상승의 원인 중 하나인 만성질환의 위험요인들을 선별하고 통제할 수 있도록 건강문제에 대한 근거 기반의 해결방안을 마련하는 것은 매우 의미있는 일이 된다.

반면 만성질환이 지니고 있는 역학적 특징으로 인하여 대부분의 만성질환에 대한 선행요인들을 아직까지 정확히 밝혀내지 못하고 있다. 만성질환이 지니고 있는 역학적 특징은 다음과 같다. 첫째, 만성질환은 연령이 증가할수록 유병률이 증가하고, 둘째, 원인이 복합적이고 다양하며, 셋째, 예방과 치료는 가능하지만 완전한 치료가 불가능하고, 넷째, 장기간의 생활습관개선을 통해 효과를 얻을 수 있으며, 다섯째, 질병관리를 위한 드는 시간과 비용이 매우 크기 때문에 지속적인 관리에 어려움이 있다.

예를 들어 고혈압은 원인을 모르는 본태성 고혈압이 90%를 차지하고, 다른 질환으로 인하여 2차적으로 발생되는 고혈압이 10%를 차지한다. 본태성 고혈압의 원인으로 추정되는 건강위험요인을 살펴보면 유전적 소질, 체질, 과다한 식염 섭취, 술, 담배, 커피, 비만증, 스트레스, 정신적 갈등, 성격, 기후 등의 환경조건, 직업, 노동, 생활조건 등이 있다. 고혈압은 감염병과 같이 특정 병인에 의해 발생되는 질환이 아니며, 증상없이 살다가 어느 날 생명의 위험을 가져오는 "침묵의 살인자"라고 불리기고 한다.

반면 고혈압 예방 및 관리를 위한 행동수칙을 살펴보면 체중조절, 싱거운 음식 섭취, 금연, 규칙적인 운동, 스트레스 관리, 의사처방에 따른 약 복용 등의 건강생활실천에 관한 내용을 포함하고 있다. 이처럼 원인이 복합적이고 다양하여 통제하기 어려운 만성질환을 예방하고 관리할 수 있는 효과적인 방안으로 건강생활실천을 통한 건강생활습관 개선을 제시하고 있다.

건강평가는 일정한 시점에서 개인의 육체적, 정신적, 정서적 건강상태를 처음으로 또는 정기적으로 평가하는 것을 의미한다. 정기적인 건강평가의 목적은 질환을 조기에 발견하고, 건강위험요인을 확인하며, 건강증진을 도모하기 위해 생활습관을 파악하기 위한 것이다. 건강평가의 결과는 연령 및 성, 가족력, 직업, 생활습관 등을 고려한 개인별 중재 프로그램의 개발 근거가 된다.

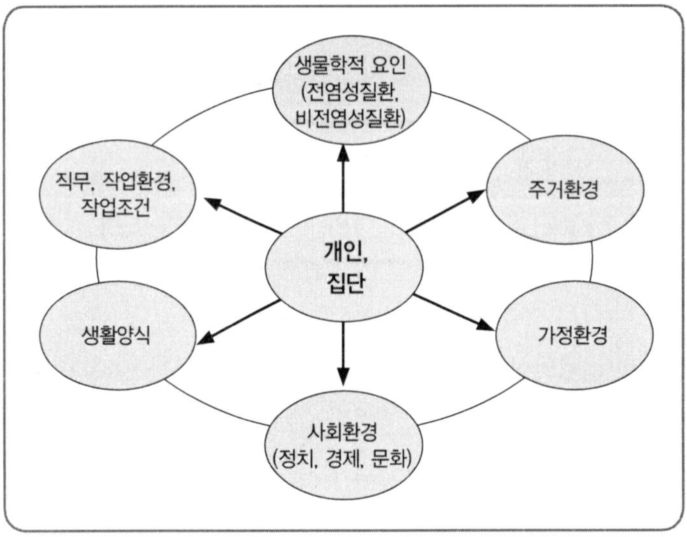

[그림 4-1] 개인, 집단의 건강수준에 영향을 미치는 요인

건강위험평가(Health Risk Appraisals, HRAs)는 건강위험요인을 선별하고, 포괄적인 건강행동을 평가하는 대표적인 도구이다. 구체적인 의학 검사들은 주로 실험적 연구 또는 임상 처치들에 중점을 두고 있으나, 건강위험평가(HRAs)는 지역사회 내의 건강증진 활동 및 비의료적인 상황 등을 포함하는 포괄적인 건강행동 평가방법이다. 이러한 포괄적인 건강행동 평가를 통해 지역사회 건강증진 활동에 관한 관심을 높이고, 주민 건강수준에 관한 다양한 정보를 수집하며, 주민들 스스로가 자신들의 건강 향상시키기 위한 행동변화의 필요성을 인식하도록 도울 수 있다.

건강위험평가(HRAs)는 1970년대부터 산업장에서는 근로자들에게 자신의 건강위험요인을 알려주기 위해 실시되었다. 일부 기업들에서 의료비 절감 효과를 보고하였다. 건강위험평가(HRAs) 도구가 포함하고 있는 특징을 요약하면 다음과 같다.

- 개인별 통합 건강평가서를 제공하고, 건강정보에 관한 보안을 유지한다.
- 최소한의 의학적 질문(혈압, 콜레스테롤수치, 흡연, 운동, 식생활 등)을 포함한다.
- 실제연령과 건강연령을 비교하여 정량적으로 제시한다.
- 개인별 맞춤형 정보를 제공하기 위한 보건교육 요소를 포함하고 있다. 즉 구체적인 건강위험요인을 감소시키기 위해 각 개인들의 건강위험행동을 변화시키기 위한 동기부여가 중요하며, 그에 관한 근거를 제공하고 있다.

4.2. 건강 평가 요소

건강평가를 수행하기 위해서는 건강평가를 구성하는 요소들을 점검하고, 건강력 및 건강위험평가를 위한 설문지를 선정 또는 개발해야 한다. 건강평가의 구성요소에는 건강력(health history), 건강위험평가(HRAs), 이학적 검사, 혈액화학분석, 체력 평가, 기타 검사 등이 있다.

1) 건강력(health history)

건강력은 건강증진과 질병예방은 정확한 건강정보에 기초하여 수행될 때 효과적인 중재활동이 될 수 있다. 개인의 건강증진을 위한 실천적 요인(동기부여, 정보제공, 생활양식 변화, 사회적 지원 등)을 측정하여 개인의 특성에 맞는 프로그램을 개발하는 중요하다. 개인의 건강평가에는 인구학적 정보, 가족력, 생활양식(식이, 운동, 음주, 흡연 등), 안전생활(안전벨트 착용, 음주운전 등), 스트레스 관리, 직업, 건강에 대한 지식 및 태도 등이 포함된다.

2) 건강위험평가(HRAs)

건강위험평가는 건강을 위협하는 개인의 건강행동, 생활양식, 습관, 과거 병력, 가족력 등을 평가하는 설문지를 사용한다. 흡연과 음주, 운동, 가족력, 현 병력 등의 내용으로 구성된 문진표를 작성하면 뇌.심혈관질환 발생과 관련 있는 요인 중 교정 가능한 위험 요인에 대해 현재 상태와 그 목표를 제시해 준다. 비만은 체중과 허리둘레 측정을 통해 평가하고, 흡연과 음주, 운동은 문진표를 통해 자료를 얻어서 평가하며, 고혈압과 당뇨병, 고지혈증은 현 병력과 검사 결과를 종합해 평가한다. 각 건강위험요인 별로 현재 상태와 목표를 제시하고, 현재 상태를 건강신호등 모델을 활용하여 '안전', '경계', '위험'으로 표시해 준다.

3) 이학적 검사

신장 · 체중검사는 본인이 희망하는 경우에 한하여 측정하되, 희망하지 않은 경우에는 비만도 측정을 위해 본인이 직접 기재하도록 하며, 비만도 측정은 체질량지수(Body Mass Index)를 활용한다. 허리둘레는 줄자를 이용하여 대상자 측면(mid-axillary plane)의 마지막 늑골 하단과 장골능성 상단의 중간지점에서 측정한다. 혈압은 수은혈압계, 자동혈압계를 이용하여 측정하고, 시력은 공인시력표를 사용하여 측정하며, 청력은 순음청력검사 또는 귓속말검사 방법을 사용하여 측정한다.

4) 혈액화학분석 : 혈중 콜레스테롤 등

요단백, 요잠혈검사을 위해 소변을 요컵 또는 시험관등을 이용하여 채취하여야 하며 시험지(Urine Test Strip)를 사용하여 측정한다. 혈액은 1회용 주사기 또는 진공시험관(1회용 주사침포함)으로 채혈하며, 1회용 시험관이나 잘 세척 건조된 용기에 보관하여야 한다.

5) 체력 평가

노인신체기능검사를 위해 낙상검사에서는 하지기능과 평형성을 측정한다. 하지기능은 일어나서 3m 걸은 후 다시 돌아와 앉게 하는 방법으로 측정하고, 평형성은 한발로 서게 하는 방법으로 측정한다.

6) 기타 검사

기타 검사는 위내시경, 유방조영술 등의 암(위암, 자궁경부암, 유방암, 간암, 대장암) 검진 방법과 흉부 X선 촬영 등이 포함된다.

▷ 국민건강보험공단 건강증진센터의 평가항목

위의 평가요소를 반영하여 평가항목을 구성한 사례가 국민건강보험공단 건강증진센터의 내원자 건강평가항목이다.

- **설문조사** : 신체 활동 준비를 위한 설문, 심혈관계 질환의 위험인자, 과거 질병, 수술, 입원경력, 과거와 현재의 증상 및 징후, 가족력, 생활습관평가(흡연, 음주)
- **건강상태 설문조사** : 건강나이, 고혈압(약물 복용 여부), 당뇨병(혈당, 증상), 고지혈증(총콜레스테롤 수치), 골다공증, 간장질환(간기능 검사 수치)
- **의사 상담** : 혈압, 질환, 현재 투약중인 약물, 필요한 검사 항목
- **혈압** : 수축기혈압, 이완기 혈압
- **영양 설문 및 상담** : 식습관 평가지, 영양지식 인지도 조사표
- **건강관련체력** : 심폐지구력(VO2max), 근력(악력 kg), 근지구력(윗몸 일으키기), 유연성(앉아 윗몸 앞으로 굽히기), 평형성(눈 감고 외발서기), 신체구성(체중, 체지방율, 복부지방률, 체질량지수, 근육량, 제지방량, 골격근량),

4.3. 위험 신호와 수검 권고안

1) 위험 신호

미국 암학회가 제시한 암의 위험 신호는 배변 또는 배뇨습관의 변화, 잘 낫지 않는 피부 부스럼 또는 상처, 비정상적인 출혈 또는 분비물의 방출, 유방이나 인체 타 부위의 단단한 느낌이나 종괴의 감지, 소화불량 또는 음식물 삼킴의 어려움, 사마귀 또는 반점의 변화, 지속적인 기침이나 쉰 목소리 등이다.

이와 함께 암의 위험요인으로 라이프스타일(생활습관), 생물학적 요인, 직업적 요인 등을 제시하고 있다.

(1) 라이프스타일(생활습관)

- **흡연** : 폐암, 후두암, 구강암, 인두암, 식도암, 방광암, 췌장암 등
- **음주** : 구강암, 식도암, 후두암, 직장암, 유방암, 간암 등

(2) 생물학적 요인

- 유전
- **체질(혈통)** : 유방암, 위암, 결장암, 전립선암, 자궁암, 난소암, 폐암 등

• 가족 중 한 사람이 암에 걸리면 다른 가족들도 정기적으로 검진을 받은 것이 바람직하다.

(3) 직업적 요인

• 직업상 발암성 물질 취급, 햇볕에 장기간 노출된 작업
• 건축, 자동차산업(석면), 우라늄 광산(라돈), 피혁제품 제조공장

(4) 기타

• 이외에도 바이러스요인, 의료적 요인, 환경공해요인, 음식물요인, 사회 · 심리적 요인에 의해 암이 발생될 수 있다.

2) 수검 권고안

우리나라는 위암, 간암, 대장암, 유방암, 자궁경부암에 대한 5대 암 검진사업을 수행하고 있다. 보건복지부와 국립암센터가 제시하는 한국인의 5대 암 검진에 관한 권고안은 다음과 같다.

[표 4-1] 한국인의 암 검진 권고안

암종	검진대상	검진주기	검진방법
위암	만 40세 이상 성인	2년	위내시경검사, 위장조영촬영
간암	만 40세 이상 성인 – 해당연도 전 2년간 보험급여내역 간암발생고위험군 (간경병증, 만성 간질환자 등 해당자) – 과거년도 일반건강검진의 B형 간염표면항원 검사 또는 C형 간염 항체 HCV Antibody 검사 결과가 '양성'인 자	6개월	복부초음파검사 및 혈청알파태아단백검사
대장암	만 50세 이상 성인	1년	대장내시경검사, 대장내시경검사를 시행하지 못할 경우 이중조영바륨검사 및 S결장경검사
유방암	만 40세 이상 여성	2년	유방촬영술

자궁경부암	만 20세 이상 여성	2년	자궁세포진검사(Pap test)
폐암	만 54~74세 폐암발생 고위험군인 자 – 현재 흡연중인 자로 해당연도 전 2년 내 국가건강검진(일반 · 생애) 시 작성하는 문진표로 흡연력이 30갑년 이상으로 확인되는 자 – 해당연도 전 2년 내 건강보험 금연치료 사업참여를 위해 작성하는 문진표로 흡연력이 30갑년 이상으로 확인되는 자	2년	

출처: 국민건강보험공단. (2019). 건강보험의 이해. https://www.nhis.or.kr

4.4. 건강검진 수검 실천 계획

1) 국가 건강검진 프로그램

우리나라에서 수행 중인 국가건강검진 프로그램은 심뇌혈관질환의 위험요인이 비만, 이상지질혈증, 고혈압, 당뇨병 등을 조기에 발견할 수 있도록 검사항목을 구성하여 건강검진을 실시하고 있다. 건강검진별 목표 질환, 대상, 시기, 항목 등은 다음과 같다. 검진항목은 문진, 일반검진, 암 검진을 실시하고, 1차 수검자 중 이상자에 대해서만 2차 검진을 실시한다. 문진은 병력, 가족력을 포함하며, 신체검사는 시력, 청력, 비만도, 혈압, 구강검사를 실시하고, 진단검사는 총콜레스테롤, 혈당, 요당, 심전도검사, 빈혈, 간질환, 신장질환 검사를, 영상검사는 흉부방사선 촬영을 포함한다.

▷ 공통항목

문진 및 체위검사, 흉부방사선 검사, 혈액검사(혈색소, 공복혈당, AST, ALT, γ-GTP, 혈청크레아티닌, e-GFR), 요검사(요단백), 구강검진, 시력검사, 청력검사 등

▷ 성 · 연령별 항목

• 혈액검사(이상지질혈증 검사) : 남성 만 24세 이상, 여성 만 40세 이상 4년 마다

(※ 총콜레스테롤, HDL콜레스테롤, 트리글리세라이드, LDL콜레스테롤)

- B형간염 : 만 40세
- 골다공증 : 만 54세, 66세 여성
- 인지기능장애 : 만 66세 이상(2년에 1회)
- 우울증 : 만 20, 30, 40, 50, 60, 70세
- 생활습관평가 : 만 40, 50, 60, 70세
- 노인신체기능 : 만 66, 70, 80세
- 치면세균막검사 : 만 40세

[표 4-2] 국가 건강검진 프로그램

구분	목표 질환	검진대상	검진주기	검진항목
일반 건강 검진	고혈압, 당뇨, 이상지혈증, 비만, 신장, 빈혈, 간, 폐질환, 구강	• 지역가입자 : 세대주 및 만 20세 이상 세대원 • 직장가입자 및 피부양자 – 직장가입자 – 만 20세 이상 피부양자 • 만 19–64세 의료급여 수급권자	• 매 2년마다 1회 – 사무직 : 2년마다 1회 – 비사무직 : 1년마다 1회	• 공통 : 진찰 및 상담, 흉부방사선검사, 요검사, 혈액검사, 구강검진 등 • 성 · 연령별 항목 : 혈액검사, B형간염, 골다공증, 인지기능장애, 우울증, 생활습관평가, 노인신체기능, 치면세균막검사
암검진	위암, 유방암, 대장암, 간암, 자궁경부암, 폐암	• '10년 검진대상자 중 – 위, 유방, 간 : 40세 이상 – 대장 : 50세 이상 – 자궁경부암 : 30세 이상	• 암검진 주기 – 위암 : 2년 – 대장암 : 1년 – 유방암 : 2년 – 간암 : 6개월 – 자궁경부암 : 2년 – 폐암 : 2년	• 암종별단계별 검진
영유아 건강 검진	성장 · 발달이상, 안전사고, 청각 · 시각이상, 영양과잉 · 결핍, 구강질환	4개월부터 60개월 사이의 전체 영유아	• 4, 9, 18, 30, 42, 54, 66개월 • 구강(18, 42, 54, 66개월)	• 문진 및 진찰 • 신체계측 • 건강교육 및 상담 • 발달평가 및 상담 • 구강검진

출처 : 국민건강보험공단. (2019). 건강검진의 이해. https://www.nhis.or.kr

2) 암 예방법

▷ 국민 암 예방 수칙 (한국 국립암센터)

- 담배를 피우지 말고, 남이 피우는 담배 연기도 피하기
- 채소와 과일을 충분하게 먹고, 다채로운 식단으로 균형잡힌 식사하기
- 음식을 짜지 않게 먹고, 탄 음식을 먹지 않기
- 술은 하루 두 잔 이내로만 마시기
- 주 5회 이상, 하루 30분 이상, 땀이 날 정도로 걷거나 운동하기
- 자신의 체격에 맞는 건강 체중 유지하기
- 예방접종 지침에 따라 B형 간염 예방접종 받기
- 성 매개 감염병에 걸리지 않도록 안전한 성 생활하기
- 발암성 물질에 노출되지 않도록 작업장에서 안전 보건 수칙 지키기
- 암 조기검진 지침에 따라 검진을 빠짐없이 받기

▷ 암 예방 수칙 (미국 암 연구소)

- 금연할 것
- 태양광선에 노출되는 것을 자제할 것
- 알려진 발암물질을 피할 것
- 과음을 삼가 할 것
- 지방섭취를 줄일 것
- 고섬유질 식품섭취를 늘릴 것
- 염장, 훈제, 탄 음식의 섭취를 줄일 것
- 비만을 예방할 것
- 방사선 폭로를 피할 것
- 비타민 A, C, E의 섭취를 늘릴 것
- 사회, 심리적 스트레스를 적절히 해소할 것

▷ 암 예방 수칙 (일본 국립암센터)

- 담배를 피우지 말 것
- 햇빛을 너무 많이 쬐지 말 것
- 과식을 피하고 지방을 적게 섭취할 것

- 술은 적절히 마실 것
- 균형잡힌 영양을 섭취할 것
- 매일매일 변화있는 식생활을 할 것
- 비타민과 섬유질이 많이 함유된 음식을 섭취할 것
- 탄 음식을 피할 것
- 짠 음식은 적게 먹고 너무 뜨거운 음식은 식혀서 먹을 것
- 곰팡이가 핀 음식을 주의할 것
- 적절하게 운동을 할 것
- 몸을 청결하게 유지할 것

제2부

라이프스타일과 건강생활실천

제5장

금연

5.1. 필요성

흡연은 질병 또는 사망원인 중 단일원인으로는 가장 영향력이 큰 건강위험요인으로 알려져 있고, 동시에 금연은 질병과 사망을 예방할 수 있는 가장 중요한 결정요인으로 강조되 있다(CDC, 1989). 최근 들어 흡연은 개인 차원에서 예방할 수 있는 건강위험요인으로 다루어지기 보다는 지역사회와 국가 차원에서 예방활동을 적극적으로 전개하는 건강문제가 되고 있다. 즉 개인이 흡연행동을 통제하기 위해 금연실천을 수행하는 것 뿐 만 아니라 사회적으로는 범국민적인 금연운동을 수행하고, 국가적으로는 금연구역 및 금연시설을 법제화하는 한편 담배값 인상 및 담배판매에 대한 성인인증제 등을 도입하는 것이다.

흡연은 남아메리카 마야족에서부터 시작되어 1497년 신대륙 발견과 함께 콜롬부스 일행을 통해 유럽으로 전파되어 전 세계를 보급되었다. 우리나라에는 조선시대인 1618년에 중국으로부터 도입되었고, 초기에는 주로 파이프(pipe) 담배를 피웠고, 이후 대부분의 흡연자가 필터가 달린 궐련(cigarette)을 피우고 있다.

흡연이란 매일 혹은 가끔 담배를 피우는 것을 말한다. 세계보건기구(WHO)는 담배의 종류에 궐련(cigarette), 시가(cigar), 파이프(pipe), 연기없는 담배(chewing tobacco, snuff tobacco) 등 흡연을 위한 담배용품을 모두 포함하여 흡연의 정의를 제시하고 있다("Current smoking includes both daily and non−daily or occasional smoking."). 이 중 세계적으로 가장 보편화된 담배는 궐련(cigarette)으로 16세기부터 제조되었고, 인류가 만든 생산품 중에서 가장 치명적이고 중독성이 강한 제품이라고 할 수 있다.

담배에는 수백여 가지의 화학물질이 첨가되어 있다. 이러한 화학물질은 담배가 섭씨

900도로 불에 탈 때 열 분해, 열 합성, 증류, 승화, 수소화, 산화, 탈수화 등의 과정을 거쳐 생성된다. 담배연기 속에는 약 4,000여종의 독성 화학물질이 들어있는 것으로 추정되고 있다. 대표적인 유해성분은 타르, 니코틴, 일산화탄소이다.

▷ 흡연의 동기 : 심리적 요인, 유전적 요인, 정신분석적 요인

- 성격
- 니코틴의 중독성
- 원만한 대인관계 형성 및 불안 해소
- 유아기에 충족되지 못한 구강의 욕구를 흡연행동을 통해 충족

▷ 흡연의 반복성

- 니코틴의 중독성
- 흡연을 통해 흡연자의 자율신경계 흥분
- 혈중 니코틴의 량 유지

흡연의 원인에는 심리적 요인, 유전적 요인, 정신분석적 요인, 성격, 니코틴의 중독성 등이 있으나, 무엇보다도 담배가 원만한 대인관계 형성 및 불안 해소에 도움을 준다는 생각이 흡연행동을 촉진시킨다. 또한 유아기에 충족되지 못한 구강의 욕구를 흡연행동을 통해 충족하고자 하는 경향을 보이기도 한다. 그러나 이미 알려진 바와 같이 담배에는 의학적으로 마약으로 분리되는 니코틴이 들어있고, 니코틴의 중독성으로 인하여 흡연자는 자율신경계를 흥분시키기 위한 혈중 니코틴의 량을 유지하기 위해 흡연행동을 반복하게 된다.

특히 사회-심리적 측면에서 청소년의 흡연 이유를 살펴보면 단순한 호기심, 스트레스 해소, 멋있어 보이기 때문에, 어른스러워 보이기 위해서, 또래/동료 집단의 일원으로 인정받기위해서, 여학생의 경우 성차별에 대한 불만 표현의 방법, 부모님의 흡연행동 모방 등이 청소년의 조기흡연을 조장하는 것으로 알려져 있다.

5.2. 주요 개념

1) 담배의 유해성분

담배에는 수백여 가지의 화학물질이 첨가되어 있다. 담배의 화학물질은 담배가 섭씨 900도로 불에 탈 때 열 분해, 열 합성, 증류, 승화, 수소화, 산화, 탈수화 등의 과정을 거쳐 생성된다. 담배 연기 속에는 약 4,000여종의 독성 화학물질이 들어있는 것으로 추정되고 있다.

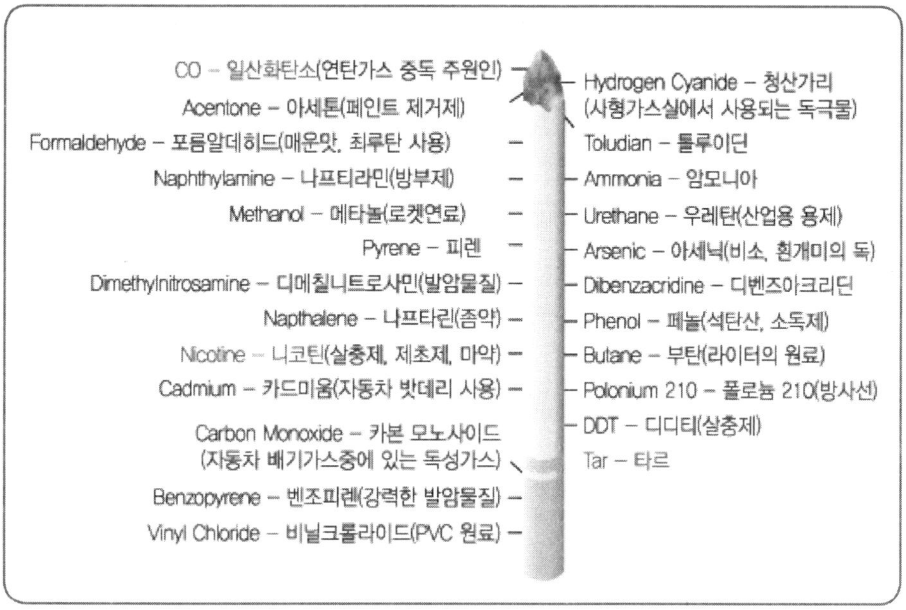

[그림 5-1] 담배의 유해성분

(1) 타르

타르에는 약 2천여 종의 독성 화학물질과 20여종의 발암물질이 포함되어 있다. 타르는 맹독성 물질로 폐로 들어가 혈액에 흡수되어 우리 몸의 모든 세포와 장기에 피해를 주고, 잇몸 및 기관지 등에 직접 작용하여 표피세포 등을 파괴하거나 만성 염증을 일으킨다. 하루에 1갑씩 1년 동안 담배를 피운다면 유리컵 하나에 가득 찰 정도의 타르를 삼키는 것과 같은 효과를 나타낸다. 흡연자와 그 주위에 있는 사람은 최소한 43가지의 발암 물질에 노출된다.

(2) 니코틴

니코틴은 아편과 거의 유사한 수준의 습관성 중독을 일으키기 때문에 약학적으로는 마약으로 분류된다. 담배의 습관성 중독을 일으키는 마약성 물질로 담배 1개비에 대략 1mg 정도 함유되어 있으며, 사람의 경우 40mg 정도가 투여되면 사망에 이르게 된다. 니코틴이 흡수되어 뇌에서 약리작용을 일으키는데 소요되는 시간은 4–5초이나, 흡입된 니코틴이 몸 밖으로 완전히 배출 되는데 걸리는 시간은 약 3일이다.

적은 양은 자율신경계를 흥분시키나, 많은 양은 신경을 마비시켜 환각상태에 이르게 한다. 각성효과로 인하여 일시적으로 창의력을 향상시키기도 하고, 흥분되었을 때 일시적으로 진정시키는 효과도 있다. 니코틴은 말초혈관을 수축시키고, 맥박을 증가시키며, 혈압을 높이고, 콜레스테롤을 증가시켜 동맥경화증을 악화시킨다. 또한 혈류장애를 일으켜 심장병, 버거스씨병, 동상 등을 발생시키며, 소화기계에 작용하여 궤양을 일으키고, 내분비계 질환 및 호흡기계 질환을 일으킨다.

(3) 일산화탄소(CO)

담배를 많이 피우거나 담배연기가 가득한 방에 있으면 머리가 아프고 정신이 멍해지는 것은 일산화탄소(CO) 때문이다. 혈액의 산소운반능력을 감소시켜 만성 저산소증 현상을 일으킴으로써 신진대사 장애를 가져오고, 조기 노화현상을 일으킨다. 산소공급의 저하로 인하여 숨이 가빠지거나 심장발작(heart attack)을 쉽게 일으킬 수 있다. 낮은 농도에서는 증상이 없으나, 농도가 증가함에 따라, 호흡곤란, 기억력 상실, 구토, 혼수 등을 일으키고, 60% 이상이 되면 사망하게 된다. 특히 임신부의 흡연은 저체중아 출산과 관련성이 높다.

[표 5-1] 혈액 내 일산화탄소(CO) 함량에 따른 증상

혈액 내 CO 함량	증상
0 – <2%	무증상
2 – <5%	무증상, 가벼운 지각 감소
5 – <10%	심한 운동 시 호흡곤란
10 – <20%	두통, 가벼운 운동 시 호흡곤란
20 – <30%	신경질, 기억력 상실, 안절부절
30 – <40%	정신몽롱, 혼미, 쇠약감, 구토
40 – <50%	운동실조, 기절
50 – <60%	혼수 및 발작
60% 이상	사망

(4) 기타 주요 유해물질

- 비소 : 개미 살충제로 사용된다.
- 암모니아 : 세척제로 사용된다.
- 부탄 : 라이터 등의 불을 붙이는 점화액으로 사용된다.
- 카드뮴 : 재충전 배터리에 사용된다.
- 청산가리 : 쥐약으로 사용된다.
- 포름알데히드 : 시체 방부제로 사용된다.
- 메탄올 : 제트기 연료로 사용된다.

2) 금단증상

금단증상은 약물의 사용이 중단 혹은 종료 되었을 때 나타나는 신체적, 정신적 변화를 말한다. 금단증상은 장기간 사용했던 약물을 더 이상 복용하지 못하게 되었을 때 신체가 적응하는 과정에서 나타나는 신체적, 정신적 산물들로서 일시적으로 나타나는 현상이다. 특히 흡연은 시작하면 금단증상으로 인하여 쉽게 담배를 끊기가 어려우며, 흡연자가 금연을 실천하게 되면 체내에 니코틴 함양이 감소하면서 금단 증상이 나타나 흡연을 다시 시작하게 하는 경우가 많다. 금단증상은 금연 시작 후 24시간 이내 발생하고, 금연 3일째에 최고조에 이른다. 이러한 니코틴 금단증상을 효과적으로 통제할 수 있는 방법을 찾는 것이 금연 실천을 유지하는데 도움을 준다.

▷ 의학적(DSM-Ⅳ) 진단기준에 따른 니코틴 금단증상

최소 몇 주간 매일 니코틴을 사용한 사람들에게 니코틴을 중단했을 경우 24시간 내에 다음의 4가지 이상 나타날 경우

- 불쾌감/우울한 기분
- 불면증
- 짜증/좌절감/분노, 불안
- 집중력 장애
- 반항
- 심박수 감소
- 식욕이나 체중의 증가

3) 흡연의 단계

흡연은 감정 조절의 중추적인 역할을 담당한다. 불안, 분노, 권태, 우울과 같은 부정적인 감정은 흡연을 조장하는 한편, 흡연을 통해 감정이 완화되고, 다시 흡연 반응이 강화되는 악순환을 반복한다. 이처럼 흡연과 관련된 생물학적 요인과 심리적 요인은 흡연을 시작하고, 중지하고, 재발하는데 영향을 미친다. 흡연의 단계는 준비, 시작, 습관, 중지, 재흡연으로 구분되며, 각 단계의 특성을 살펴보면 다음과 같다.

[표 5-2] 흡연의 단계

단계	영향요인	특성
1단계: 준비	흡연 전 심리학적 요인	• 의미있는 타인을 모방 • 흡연의 기능과 매력에 대한 태도
2단계: 시작	흡연을 시도하도록 유도하는 심리적 요인	• 동료들의 압력과 강화 • 이용 가능성 • 호기심, 충동 • 반항심 • 성인의 된 것 같은 느낌 • 독립심의 신호
3단계: 습관	흡연을 계속하게 하는 심리적, 생물학적 요인	• 니코틴 조절 • 감정조절 • 환경요인 • 동료들의 압력과 강화, • 흡연을 해야 한다는 급박감
4단계: 중지	금연 시도를 유도하는 심리적 요인	• 건강에 대한 관심 • 비용 • 미적 관심 • 타인을 위한 본보기(자녀) • 금연에 관한 사회적 지지의 유용성 • 자기지배의 개념
5단계: 재흡연	상습적인 흡연을 유도하는 심리적, 생물학적 요인	• 위축 증상 • 스트레스 증가 • 다른 부정적인 요인의 증가 • 사회적 압력 • 절제 반항효과

4) 측정

흡연수준을 측정하기 위해 니코틴 의존도를 평가하고, 금연에 대한 실천계획을 수립하기 위해 흡연의 유형 및 금연 도전에 관한 사항을 점검해야 한다.

[표 5-3] 니코틴 의존도 평가표

문항	0점	1점	2점
1. 하루에 몇 개비의 담배를 피우는가?	15개피 미만	15-25개피	25개피 이상
2. 당신의 피우는 담배에 함유된 니코틴 함량은?	0.8mg 이하	0.8-1.5mg	1.5mg 이상
3. 담배 연기를 깊숙히 흡입하는가?	그렇지 않다	때때로 그렇다	언제나 그렇다
4. 당신은 오후보다 오전에 더 많은 담배를 피우는가?	아니다	그렇다	
5. 하루 중 맨 처음 피우는 담배는 언제인가?	늦은 오전	잠깨고 30분 이내	
6. 하루 중 담배 맛이 가장 좋은 때는?	맨 처음 피우는 담배	다른 때도 마찬가지다	
7. 당신은 몸이 아플 때에도 담배를 피우는가? (기관지통증, 감기)	그렇다	아니다	
8. 당신은 금연 구역에서 담배를 찾느라 고통스러웠던 적이 있는가?(영화관, 대기실, 항공기, 열차 등)	그렇다	아니다	
• 자가진단기준 : 각 문항의 점수를 합산 · 자신의 니코틴 의존도 진단 [0-4점] 매우 낮은 니코틴 의존도 [5-6점] 보통수준의 니코틴 의존도 [7-8점] 중증수준의 니코틴 의존도 [9-11점] 매우 높은 니코틴 의존도			

[표 5-4] 나의 흡연 유형 진단표

문항	항상 그렇다	자주 그렇다	때때로 그렇다	드물게 그렇다	전혀 그렇지 않다
A. 기분이 가라앉는 것을 막기 위해 담배를 피운다.	5	4	3	2	1
B. 담배를 손에 대는 것은 흡연의 즐거움중 하나이다.	5	4	3	2	1
C. 담배를 피우는 것은 즐겁고 편안하다.	5	4	3	2	1
D. 나는 무엇인가에 화가 났을 때 담배에 불을 붙인다.	5	4	3	2	1
E. 담배가 없다는 것을 알게 되었을 때, 그것을 손에 넣기 전까지 거의 참을 수가 없다.	5	4	3	2	1
F. 거의 의식하지 못한 채 자동적으로 담배를 피운다.	5	4	3	2	1
G. 나를 자극하거나 기력을 회복하기 위해 담배를 피운다.	5	4	3	2	1
H. 흡연의 즐거움 중 일부는 담배에 불을 붙일 때 느낀다.	5	4	3	2	1
I. 나는 담배를 좋은 것으로 알고 있다.	5	4	3	2	1
J. 무엇인가 화가 나고, 편하지 않으면, 나는 담배에 불을 붙인다.	5	4	3	2	1
K. 담배를 피우고 있지 않다는 사실을 아주 많이 의식하고 있다.	5	4	3	2	1
L. 아직도 재떨이에 피던 담배가 있는 것을 알지 못한 채 다시 담배에 불을 붙인다.	5	4	3	2	1
M. 나는 '정신적 고양'을 위해서 담배를 피운다.	5	4	3	2	1
N. 나는 담배를 피울 때 내가 내뿜는 담배 연기를 쳐다 보는 것이 즐거움의 하나이다.	5	4	3	2	1
O. 나는 편안하고 이완되었을 때 가장 절실히 담배를 원한다.	5	4	3	2	1
P. '우울하다'거나 걱정, 근심을 떨쳐 버리고 싶을 때 나는 담배를 피운다.	5	4	3	2	1
Q. 잠시 동안 담배를 피우지 않았을 때 담배가 미친 듯이 피우고 싶다.	5	4	3	2	1
R. 입에 담배를 물고 있다는 것은 알고 있지만, 언제 담배를 물었는지는 기억하지 못한다.	5	4	3	2	1

• 자가진단 기준

순서: 괄호 안에 각 문항의 점수 기입 → 각 점수를 합산 → 자신의 흡연 동기 진단

A( )+G( )+M( ) = ______ ➔ 11점 이상: 자극
B( )+H( )+N( ) = ______ ➔ 11점 이상: 손장난
C( )+I( )+O( ) = ______ ➔ 11점 이상: 이완
D( )+J( )+P( ) = ______ ➔ 11점 이상: 부정적 감정
E( )+K( )+Q( ) = ______ ➔ 11점 이상: 갈망
F( )+L( )+R( ) = ______ ➔ 11점 이상: 습관

[표 5-5] 나의 금연도전기

점검항목	예	아니오
나는 이번 금연 도전에 성공하리라는 확신이 있는가?	○	○
나는 스스로 어떤 상황에서 담배를 피우고 싶어하는지 알고 있는가?	○	○
나는 이제부터 일생동안 '단 한 대의 담배도 피우지 않겠다'고 다짐할 수 있는가?	○	○
나는 어떠한 담배의 유혹도 이겨낼 나만의 대처방법이 있는가?	○	○
나는 금연을 주변사람들에게 당당히 알리고, 도움을 청하였는가?	○	○
나는 흡연의 욕구로 갈등이 생겼을 때 주변사람들에게 도움을 청할 수 있는가?	○	○
나는 나 자신에게 엄격한가?	○	○
나는 '담배없이도 행복한 삶'을 살 수 있다고 믿고 있는가?	○	○
나는 금연에 대해 막연한 자신감을 갖고 있는가?	○	○
나는 담배에 대한 미련을 완전히 버릴 수 있는가?	○	○
• '예'가 7개 이상 : 귀하는 금연에 대한 자신감으로 충만하십니다. 계속해서 금연 의지를 강화시켜 반드시 금연에 성공하십시오. • '예'가 0 ~ 6개 : 귀하는 금연에 대한 자신의 의지를 굳게 믿으십시오. 만약 금연 의지가 약하다고 생각되면 금연의 결심을 재다짐 하십시오. 자신이 왜 금연을 해야 하는지 다시 한 번 생각해 보십시오.		

5.3. 건강 효과

1) 흡연과 건강문제

전 세계적으로 흡연 인구는 지난 10년간 꾸준히 증가해 왔고, 사망자 중 20% 이상이 흡연으로 인하여 사망하고 있다. 전 세계적으로 매년 약 400만 명이 흡연으로 인해 사망하며, 현재의 흡연 추세가 계속된다면 2030년에는 매년 1,000만 명에 이를 전망이다(World Bank, 2003). 또한 비흡연자 중 가정 또는 직장에서 흡연에 노출되는 경우에는 폐암 위험이 20-30%, 심혈관계질환 위험이 25-30% 증가하는 것으로 보고되고 있다(CDC, 2006).

이처럼 흡연은 폐와 호흡을 자극하여 염증을 일으키고 점액을 과다하게 분비하게 함으로써 암, 만성폐쇄성폐질환, 관상동맥질환, 뇌졸중 등의 만성질환을 발생시킨다. 우리나라의 주요 사망원인인 암, 호흡기계 및 순환기계 질환, 뇌혈관계 질환 등의 위험요인이 흡연인 것으로 알려져 있다.

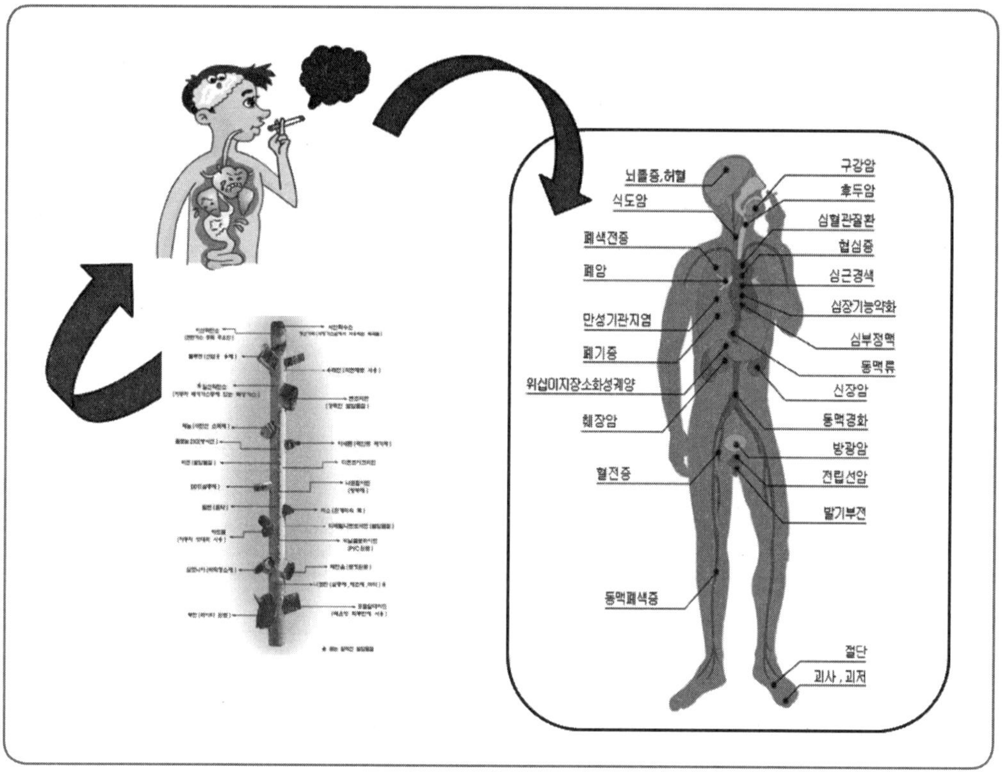

[그림 5-2] 흡연으로 인한 건강문제

▷ 흡연이 건강에 미치는 영향 (CDC, 2004)

- 흡연은 폐암, 식도암, 위암, 췌장암, 후두암, 인두암, 구강암, 신장암, 방광암, 자궁경부암, 백혈병 등 각종 암의 원인이 된다.
- 흡연자가 폐암에 걸릴 확률은 비흡연자의 20배 이상이다.
- 흡연은 심혈관질환으로 사망할 확률을 4배 이상 증가시킨다.
- 흡연은 동맥경화, 뇌졸중, 복부 대동맥류 등 심혈관질환의 원인이 된다.
- 담배와 알코올을 동시에 사용할 경우, 후두암의 가장 주요한 원인이 된다.
- 흡연은 만성폐쇄성폐질환(COPD)을 유발한다.
- 임신 중 흡연은 태아의 폐를 손상시킨다.
- 청소년기의 흡연은 폐의 성장을 지연시킨다.
- 흡연은 만성 기침, 천식 등을 유발시킨다.
- 임신 중 흡연은 전치태반, 태반 조기박리를 유발하고, 태아에게 산소 공급을 감소시킨다.

- 임신 중 흡연은 저체중아출산 및 조산의 가능성을 높인다.
- 임신 중 흡연은 영아돌연사증후군(Sudden Infant Death Syndrome)을 유발한다.
- 흡연은 결근율을 높이고, 의료이용을 증가시키며, 합병증을 유발시킬 가능성을 높인다.
- 흡연은 백내장, 위궤양, 치주염, 고관절 골절 등의 질병 위험을 증가시킨다.
- 여성 흡연은 폐경 후 골다공증의 원인이 된다.
- 남성 흡연은 성기능장애의 원인이 되기도 한다.

▷ 흡연으로 손실되는 수명 계산

- 산출근거: 담배 1개비당 약 11분의 수명 단축
- 담배를 마지막으로 피운 년도 : A__________년
- 담배를 맨 처음 피운 년도 : B__________년
- 그 동안 하루에 피운 평균 담배 개비수 : C__________개비
- 흡연으로 잃은 수명 단축일: {(A–B) x 365 x C x 11분} / (24 x 60분) = __________일

2) 금연의 이익

금연을 유지하기 위해서는 행동의 이유 또는 근거를 찾는 과정이 필요하다. 흡연과 금연의 장 · 단점을 비교하는 것은 금연 실천의 필요성을 인식시키는 효과적인 방안이 된다. 흡연과 금연 실천의 장점과 단점은 신체적, 정신적, 사회적, 경제적 측면에서의 이익과 손실을 중심으로 제시된다.

[표 5-6] 흡연과 금연의 장 · 단점

흡 연		금 연	
장 점	단 점	장 점	단 점
• 담배의 독특한 맛 • 담배를 피우는 멋 • 지루함을 덜어줌 • 걱정과 괴로움을 잊게 함	• 궤양, 기관지염 • 폐암, 고혈압 • 노화, 만성피로 • 수면장애 • 구취, 손 떨림	• 가족의 건강에 유익 • 돈과 시간의 절약 • 자긍심, 의지력 • 깔끔한 모습 • 기억력, 판단력, 집중력의 증가	• 모임에서의 어색함 • 금단증상 • 흡연의 갈망 • 체중의 증가 • 지루함, 외로움

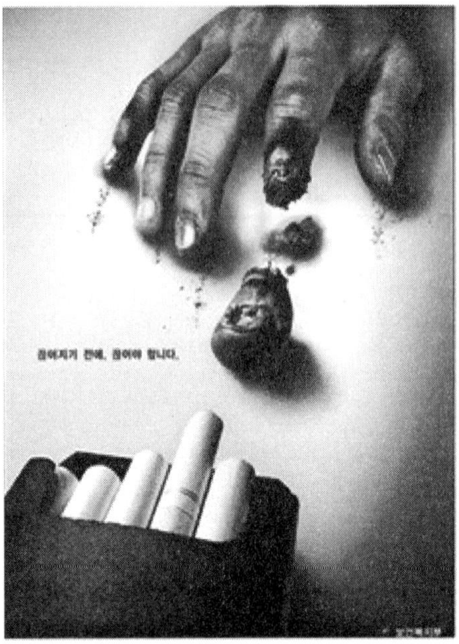

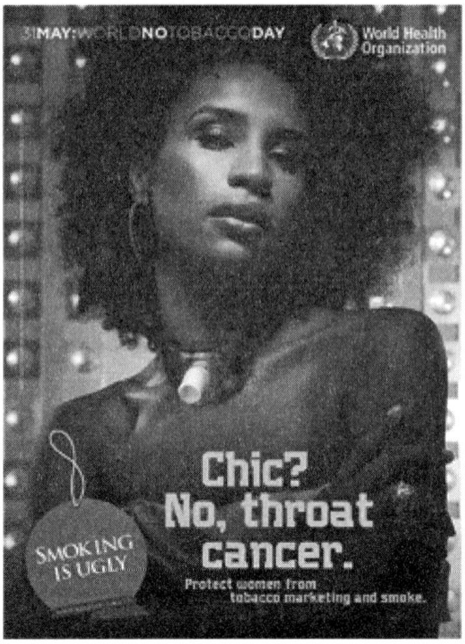

5.4. 금연 실천 계획

1) 장애요인과 촉진요인

금연을 성공적으로 실천하기 위해서는 흡연을 방해하는 금연 촉진요인과 흡연을 촉진하는 금연 장애요인을 평가하여 금연 계획 수립에 반영해야 한다. 금연 촉진요인에는 흡연 빈도 또는 흡연량의 감소, 금연 공익광고의 노출, 또래/동료의 금연 압력, 담배가격의 상승, 신앙생활, 흡연폐해에 대한 감수성, 외모를 포함한 청결문제의 강조, 모범적인 생활, 국가의 흡연억제 정책 등이 있다.

금연 장애요인에는 흡연 빈도 또는 흡연량의 증가, 중독 현상, 신분 또는 지위 획득의 상징적 의미 부여, 사회생활 및 원만한 인간관계 형성에 기여할 것이라는 사회적 가치 부여, 담배광고의 노출, 흡연의 즐거움, 스트레스 감소 효과에 대한 믿음, 또래/동료의 흡연 압력, 흡연행동에 대한 잘못된 고정관념 등이 있다.

2) 금단증상에 따른 대처법

흡연을 중지하면 신경과민, 우울증, 불안, 초조, 욕구, 불만, 분노, 두통, 집중력 감소, 소화 장애, 기침, 공복감, 불편, 피로감, 따끔따끔 쑤시는 느낌 등과 같은 금단증상이 나타난다. 금연을 유지하기 위해서는 금단증상별 대처법을 적절히 활용하는 것이 중요하다.

[표 5-7] 금단증상과 대처법

금단증상	대처법
신경과민	• 휴식을 취하고 신선한 공기를 마치며 산책을 한다. • 운동을 한다. • 심호흡을 하여 긴장을 이완시키고, 조용하고 평화로운 장면을 생각한다.
우울증	• 운동을 하여 땀을 흘리고, 물이나 과일주스를 마신다. • 몸을 편하게 눕히는 이완운동을 한다. • 따뜻한 물로 샤워를 한다.
불안, 초조, 욕구, 불만, 분노	• 따뜻한 물로 목욕이나 샤워를 한다. • 가벼운 산책, 운동 등을 한다. • 누워서 편히 쉰다.
두통	• 물을 많이 마시고, 커피를 줄인다. • 가벼운 운동을 한다. • 따뜻한 물로 목욕, 샤워를 하고 긴장을 풀어준다. • 5분간 누워서 휴식을 취한다.
집중력 감소	• 휴식을 취하고 마음을 편히 갖도록 심호흡을 한다. • 많이 힘들면 잠깐 일을 중단하고 수면을 취한다.
소화 장애	• 고지방 음식, 단 음식, 카페인 함량이 많은 음식 등의 섭취를 삼가한다. • 자극이 되는 매운 고추, 후추는 위 점막을 자극하므로 삼가한다. • 섬유소가 많은 음식을 먹는다.
기침	• 물을 많이 마시면 기관지에 붙어 있는 가래를 뱉어 내는데 도움이 된다. • 항생제를 사용하지 않는다. • 가능한 기침을 약하게 한다.
공복감, 배고픔	• 칼로리가 낮은 스낵이나 음료를 섭취한다. • 운동을 한다.
불면	• 오후 6시 이후에는 카페인이 함유된 음료를 마시지 않는다. • 긴장을 풀고 명상을 시도한다. • 잠자리에 들기 전에 따뜻한 샤워를 한다. • 불면증으로 많이 힘들면 1~2주 정도 수면제의 도움을 받는다.
피로감	• 금단증상이 심한 첫 2주간은 무리한 일을 피하고 잠깐씩 수면을 취한다. • 금단증상으로 인하여 피로감이 올 수 있음을 주변사람들에게 알리고, 양해를 구한다.
따끔따끔 쑤시는 느낌	• 따뜻한 물로 목욕을 한다. • 따끔거리는 곳은 마사지를 해 준다. • 가벼운 산책을 한다.

3) 흡연 거절 기술

또래/동료 집단에게 흡연 권유 또는 흡연 압력을 받을 때, 적절하게 거절하는 기술을 습득하는 것이 필요하다. 흡연 권유를 뿌리치는 자기주장 훈련은 조기흡연을 예방하고, 금연실천을 유지하는데 도움을 준다.

흡연 권유		거절 방법
담배 피워 볼래?	⇨	• 아니, 나는 담배 안 피워. • 아니, 나는 지금 운동 훈련 중이야. • 아니, 나는 담배 냄새가 싫어졌어. • 아니, 나는 담배 끊었어. • 아니, 난 담배 연기에 알레르기가 있어. • 아니, 난 천식이 있어. • 아니, 담배는 조잡한 화학 물질일 뿐이야. • 아니, 담배 피우는 것은 내 스타일이 아니야. • 아니, 담배를 피우면 숨 쉬는 것이 힘들어져.

[그림 5-3] 친구의 흡연 권유에 대한 거절 방법의 예

[표 5-8] 유형별 흡연 거절 기술

구분	거절기술
무시 냉대형	• 지속적인 흡연권유에도 반응을 보이지 않고 자신들의 대화를 지속한다.
세바스찬형	• 담배는 거들떠보질 않는다. • 담배보다 소중하고 재미있는 것들을 찾아본다. • 운동은 친구들과 땀을 흘리며, 우정을 나누는 방법이다.
수적 우세형	• 담배를 안 피우는 친구들이 훨씬 많아!
압력 뒤집기형	• 온 몸에 담배 냄새가 배는 것도 싫은데 이제 피우기까지 하라고? 그러고도 니가 친구야!
적극적 행동형	• 담배를 피우는 모습이 멋있지 않다는 것을 직접 거울을 꺼내 보여주면서 알려준다.
교환 선언형	• 담배대신 우리 떡볶기 먹으러 가지 않을래?
권유 회피형	• 나 먼저 갈게 약속이 있는 것을 깜빡 잊었네. 내일 보자!
고장난 레코드판형	• 담배가 싫어! 싫어! 싫어! 싫어! 싫어! 싫어! 싫어! 싫어! • 담배는 절대 안돼! 안돼! 안돼! 안돼! 안돼! 안돼! 안돼!
자기 선언형	• 여러 사람에게 자신의 금연의지를 알린다.
조합형	• 흡연 권유자에게 흡연의 건강 위해성을 설명한다.

자아 존중감이란 자신을 좋아하고 자신의 현재 상태와 자신이 하는 일에 자부심을 느끼는 것을 말한다. 흡연자 중에는 담배가 부족한 자신감을 채워 주거나 자아 존중감을 높여줄 것이라는 생각 때문에 흡연을 시작한 경우도 있다. 이러한 자아 존중감은 자신감을 회복하는 훈련을 통해 높여질 수 있다. 자신감을 갖기 위한 방법으로 다음의 내용을 큰소리로 반복적으로 읽게 하는 훈련을 수행하기도 한다.

- 나는 나 자신을 좋아한다.
- 모든 사람이 나를 좋아하는 것이 나에게 중요한 것은 아니다.
- 내가 잘 해낼 수 있는 일이 참으로 많다.
- 나는 자라나고 있고, 나의 삶은 점차 나아지고 있다.

4) 수행 지침

금연에 성공하기 위해 가장 중요한 것은 자신의 의지이다. 금연에 성공하기 위해서는 전문가의 도움을 받아 자신의 흡연 유형을 파악하고 흡연량을 관찰하여 자신에게 맞는 금연방법을 선정하고 실천하는 것이다.

[표 5-9] 금연 실천을 위한 지침

단계	실천 지침	구체적인 내용
금연 준비 하기	흡연습관 파악하기	• 흡연을 유발하는 장소, 시간, 느낌 등을 파악하기
	니코틴 의존도 평가	• 니코틴 의존도 평가표를 활용하여 측정하기
	금연실천을 위한 마음의 준비	• 금연이유, 금연하지 못하는 이유를 파악하기 • 금연에 임하는 전략적 마인드 갖기
	금연 방법 정하기	• 감염법: 점진적으로 흡연량 줄이기 • 단연법: 한 번에 담배 끊기 • 금연보조제: 니코틴패치, 니코틴 껌 등 • 최면요법, 금연침 • 약물요법: 부프로피온 등
	금연 시작일 정하기	• 금연시작일: 결심이후 7–14일 이내 • 금연전략: 주변 환경 및 사회적 환경 조절, 목표 증진, 유혹 감소
금연 실천 하기	흡연 습관 버리기	• 새로운 습관 만들기
	금단증상 이겨내기	• 금단증상 대처법 활용 • 흡연욕구에 대처하는 행동수정 전략

금연 유지 하기	재흡연 방지하기	• 재흡연 방지를 위한 지침
	금연성공을 위한 행동수칙 실천하기	• 금연성공의 4대 원칙 – 매 순간 금연을 시작하라. – 스스로 만드는 예외를 경계하라. – 시작했다면 밀고 나가라. – 능동적으로 금연하라.
	체중조절하기	• 체중증가의 이유를 바로 알기 • 체중증가의 두려움을 통제하기

▷ 흡연욕구가 강할 때 대처하는 행동수정 전략

- 심호흡을 천천히 10회 한다.
- 물을 1-2컵 마신다.
- 시계를 보면서 일분 동안 담배를 참는다.
- 당근, 오이, 미역이나 다시마 줄기, 호박씨, 무가당 껌, 은단 등을 씹는다.
- 밖으로 나가서 활기 있게 걷는다.
- '나는 금연을 선택하였다', '금연할 수 있다'고 타인 또는 자신에게 말한다.
- 근육이완 체조를 한다.
- 금연하는 이유와 목적을 기록한 노트를 읽는다.
- 가까운 사람과 전화통화를 한다.
- 샤워나 목욕을 한다.
- 좋아하는 취미에 몰두한다.

▷ 세부 계획 세우기

한 조직 내에서 금연정책을 실행하기 위해서는 다음의 단계를 고려하는 것이 바람직하다. 정책을 수행 전에 조직 내의 문제를 파악하고, 대상자의 참여를 유도하고, 전략적 기획을 수립하고, 이행단계를 위한 시간을 제공하고, 담배의 노출 감소하고, 인센티브 제공하는 한편 의사전달체계 구축하고, 금연보조물을 제공하고, 금연에 관한 옹호/지지 활동을 단계적으로 수행하도록 한다.

5) 금연 도전 프로그램 사례

한국보건사회연구원에서 운영하고 있는 금연길라잡이에서는 금연실천을 독려하기 위한 금연 도전 프로그램을 제공하고 있다. 총 21단계로 구성된 금연 도전 프로그램은 개인이 금연을 결심하고 실천할 때, 흡연행동으로 돌아가는 재발행동을 막기 위해 금단증상 및 흡연유혹, 위험요인 통제에 관한 효과적인 방안을 제공하고 있다.

- 1단계 : 금연 시작일 정하기 – 당신의 금연시작은 언제?
- 2단계 : 흡연습관 분석 및 전략 세우기
- 3단계 : 금연 도우미 정하기
- 4단계 : 대처방법 익히기 – 금연체조 등
- 5단계 : 금연 서약하기 – 금연 서약식
- 6단계 : 금연 결심 평가하기
- 7단계 : 보상 정하기 – 받을 상 정하기
- 8단계 : 금연 시작하기 – 금연 실천의 날, Stop day!
- 9단계 : 금연일기 쓰기
- 10단계 : 흡연욕구 통제하기
- 11단계 : 금단증상 즐기기
- 12단계 : 담배와 이별하기
- 13단계 : 금연 실천 재다짐하기 – 컴퓨터 바탕화면 활용하기
- 14단계 : 금연 알리기 – 금연 명함과 금연카드 보내기
- 15단계 : 흡연 유혹 통제하기
- 16단계 : 흡연에 대한 잘못된 생각 바로잡기
- 17단계 : 위험행동 통제하기 – 레드가드 활용하기
- 18단계 : 마음 다스리기 – 내부의 적 극복하기
- 19단계 : 금연 실천 유지하기 – 변심은 무죄!
- 20단계 : 흡연 재발 예방하기 – 방심은 금물!
- 21단계 : 금연 성공 알리기

제6장

절주

6.1. 필요성

과거 음식이 귀한 시절에는 칼로리가 높은 술이 인류에게 훌륭한 에너지 공급원으로 활용되었다. 술은 에틸알코올(ethyl alcohol)로 에탄올(C2H5OH)이라고 하며, 중추신경억제제인 알코올의 약리학적 속성으로 인하여 마취제, 진정제 등으로 사용되었다. 술이 인체에 미치는 영향은 음주량, 음주빈도, 음주기간, 개인의 특성, 술의 종류에 따라 달라진다. 술은 종류에 따라 알코올 함량이 다르고, 알코올이 많이 들어갈수록 적은 양을 마셔도 빨리 취하게 된다. 알코올은 기분을 좋게 하고, 사람들 간의 의사소통을 도와 즐거움을 배가시키는 물질로 널리 사용되고 있으나, 각 개인에 따라 알코올의 소화능력이 다르기 때문에 자신의 소화능력 이상의 술을 마시게 되면 음주로 인한 신체적, 정신적, 사회적인 폐해를 발생시킨다.

과도한 음주는 고혈압, 관상동맥질환, 구강암, 식도암, 직장암, 간암 등의 발생빈도를 증가시키고, 심장질환 및 소화기계질환, 간질환의 발병빈도를 높이는 것으로 알려져 있다. 이외에도 임신, 출생시 결함, 자동차 등의 각종 사고, 가정폭력, 타살, 자살 등 심각한 개인 및 사회적 문제를 초래하고 있다. 또한 연령이 증가함에 따라 신체는 섭취한 알코올을 더 많이 흡수하는 반면 알코올을 분해하는 알코올 탈수소화 효소(alcohol dehydrogenase)는 감소하여 혈중 알코올 농도를 높인다. 알코올은 열량은 높지만, 영양분이 거의 없어 영양결핍, 수면방해, 낙상, 사고, 치매, 기억 감퇴 등의 위험을 증가시킨다.

음주는 안전사고 및 교통사고의 발생률을 높이는 중요한 요인이 된다. 알코올을 섭취하면 감각기능이 떨어져 속도감을 느끼는 능력과 기계조작능력이 현저히 감소하고, 판단력 및 돌발 상황에 대한 대처능력이 떨어져 사고를 일으키기 쉽다. 또한 사고를 낼 가능성과 함께 사고를 당할 가능성도 높아진다. 술을 마시면 자신에 대한 통제력을 잃기 쉬우며 공격적이고 즉흥적인 판단을 할 수 있기 때문에 폭력과 범죄 등에 관계될 위험이 높아진다. 특히 성폭력의 경우 음주가 성폭력을 촉발시키는 역할을 하는 것으로 알려져 있다.

술은 2016년 기준 매년 전 세계 300만명을 죽음에 이르게 하는데, 이는 전체 사망의 5.3%에 해당한다. 과도한 음주는 장애보정수명(DALY)로 측정되는 전 세계 질병 및 상해 부담의 5.1%를 차지하며, 전 세계 질병부담 요인 7위이다. 2017년 우리나라는 매일 13명이 알코올로 인해 사망하였다. 알코올성 간질환 등 알코올 관련 사망자 수는 총 4,809명(1일 평균 13명)이었고, 알코올 관련 사망률(인구 10만 명당)은 9.4명, 남자(16.4명)가 여자(2.3명)보다 7배 높았고, 알코올 관련 사망은 30대부터 급증하여 50대를 정점으로 감소하였다. 음주로 인한 사회경제적 비용은 2013년 기준 9조 4,524억원에 달하고 있으며, 음주로 인한 사회경제적 비용 중 남자가 83.9%로 여자에 비해 손실규모가 5.2배 큰 것으로 보고되고 있다. 2017년 우리나라의 음주운전 발생 건수는 전체 교통사고의 9.0%, 음주운전으로 인한 사상자 수는 전체 교통사고 사상자의 약 10%를 차지하였다.

▷ 음주 동기

- 생물학적 요인 : 체질 등
- 심리적 요인 : 음주상태의 긍정적 보상에 대한 기대감
(예) 쾌감, 긴장해소, 성적감각 강화 등
- 사회적 요인 : 친구 또는 동료의 권유, 부모로부터의 학습 등

술을 마시게 되는 심리적인 이유는 첫째, 기분전환에 도움이 된다는 긍정적인 기대감이 높기 때문이다. '짜릿한 기분을 느낄 수 있다', '걱정을 잊을 수 있다', 긴장을 해소할 수 있다' 등의 기대감이 있다는 것이다. 둘째, 스트레스 해소의 효과를 기대하기 때문이다. 힘든 사회생활의 스트레스를 술을 통해 해소할 수 있다는 생각이 지배적이다. 그러나 과다한 알코올의 섭취는 신체에 스트레스를 주기 때문에 스트레스를 가중시키는 역효과가 나타나게 된다. 셋째, 친구 또는 동료들의 권유 등의 사회적 영향에 의해 술을 마시게 된다. 음주에 관대한 우리 사회의 문화적 특성을 고려할 때 음주는 사회적 관계형성의 도구로 활용되고 있다. 넷째, 음주행동이 사회적 지위 획득의 상징으로 인식되고 있다. 술을 마시는 것을 성인들이 사회에서 누리는 혜택의 일부로 생각하기 때문이다.

[표 6-1] 음주 동기

구분	음주 동기	
심리적 이유	기분전환의 긍정적 기대감	짜릿한 기분 경험, 긴장 해소 등
	스트레스 해소	사회생활과 관련된 스트레스 해소
사회적 이유	친구/동료의 권유	음주에 관대한 사회문화적 특성, 사회적 관계형성의 도구로 활용
	사회적 지위 획득의 상징	음주를 성인들이 사회에서 누리는 혜택으로 바라보는 시각

▷ 우리나라 음주관련 특성

- **집단음주행태** : 회식 등의 사교 모임을 통한 음주 환경 노출
- **관대한 음주문화** : '술 권하는 사회'
- **과음/폭음** : 알코올 폐해에 대한 인식 부족
- 여성 및 청소년의 음주율 증가
- 고위험 음주 행태로 인한 질병 이환율 및 각종 사고 증가
- 알코올 질환자에 대한 치료 및 재활 인프라 부족
- 주류 접근 제한을 위한 법적, 제도적 장치 부족

▷ 위험음주 지속 시 발생할 수 있는 위험들

- 작업 중 사고의 위험이 증가한다.
- 각종 암 발생률이 증가한다.
- 간질환, 췌장질환 등 신체질환 발생위험이 증가한다.
- 음주운전으로 인한 사고 발생 및 사망률이 증가한다.
- 폭행 등 범죄의 발생위험이 증가한다.
- 청소년의 경우 뇌 성숙 및 신체, 생리적 기능발달에 유해한 영향을 미친다.
- 임산부에게 태아알코올증후군 등 태아이상을 유발한다.
- 부부, 동료, 친구 사이 등 대인관계에 문제발생이 증감한다.
- 알코올 남용, 알코올 의존 등 알코올 사용장애 발병위험이 증가한다.

이외에도 음주는 업무능력 저하, 생산성 저하, 결근 등으로 인한 생산성 저하를 초래하고, 산업재해의 발생가능성을 높여 막대한 사회경제적 비용을 발생시킨다. 특히 우리나라와 같이 전통적으로 음주에 대하여 관대하고 과음으로 인한 음주관련문제에 관용적인 태

도를 보이는 사회에서는 알코올 남용 또는 알코올 중독 등의 발생빈도가 증가할 수 있다. 따라서 원만한 인간관계를 유지하고, 올바르게 스트레스를 해소하기 위한 지역사회 절주 캠페인을 전개하여 건전한 음주문화를 정착시키기 위해 노력해야 한다.

6.2. 주요 개념

1) 주류와 알코올

주류란 희석하여 음료로 사용할 수 있는 에틸알코올인 '주정' 혹은 '알코올이 1도 이상 함유된 음료'를 말하며, 일반적으로 제조방법에 따라 발효주와 증류주로 구분한다. 발효주에는 탁주, 약주, 청주, 맥주, 과실주 등이 있고, 증류주에는 소주, 위스키, 브랜디, 일반 증류주, 리큐르 등이 있다. 주류에는 맛과 향을 좋게 하기 위해 첨가물을 추가할 수 있다.

▷ 주류의 첨가물

- **당분** : 설탕, 포도당, 과당, 엿류, 당시럽류, 올리고당류 또는 꿀
- **산분** : 젖산, 호박산, 식초산, 푸말산, 글루콘산, 주석산, 구연산, 사과산, 탄닌산
- **조미료** : 아미노산류, 글리세린, 덱스트린, 홉, 무기염류 등
- **향료** : 퓨젤유, 에스테르류, 알데히드류 등
- 색소, 탄산가스 등

알코올 함유량은 전체용량에 포함된 에틸알코올의 양이며, 섭씨 15도에서 0.7947 비중을 말한다. 알코올의 도수는 섭씨 15도에서 전체용량 100분(分) 중에 포함된 알코올분의 용량이다.

※ 알코올 함유량(g) = 부피(ml) × 도수(%) × 비중(0.7947) / 100

(예) 20도 소주 1병의 알코올 함유량 : 약 57g (=360ml×20%×0.7947/100)

2) 술의 소화 및 분해

술의 주요성분은 '알코올'이며, 대부분의 술은 소화기관에서 흡수하고 간에서 분해된다. 술은 소화기관을 통해 혈액으로 흡수되어 간의 알코올 분해효소에 의해 물과 탄산가스로 분

해된다. 95% 이상의 알코올은 간에서 분해되며, 그 밖에 호흡, 소변, 땀 등으로 배출된다.

또한 건강한 성인은 공복 상태에서 음주 후 30분 이내에 혈중 알코올 농도가 최고치로 상승하며, 음식물과 함께 음주할 경우 혈중 알코올 농도가 서서히 상승하여 완전 분해까지 약 4~6시간 정도 소요된다.

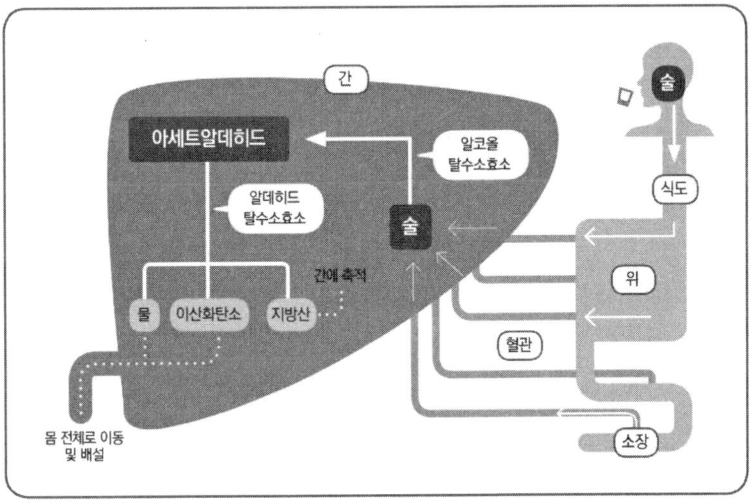

[그림 6-1] 술의 소화 및 분해

출처 : 보건복지부, 한국건강증진개발원. (2017). 음주폐해예방가이드. p.8

3) 평가 도구

▷ 알코올 의존성의 의학적 진단기준

정신질환의 진단과 통계편람(DSM-IV, 1994)에 따르면 다음의 9가지 기준 중 3가지 이상이 1개월 이상 지속될 때 알코올의존성으로 진단한다.

- 이전보다 더 많이 또는 긴 시간 동안 음주한다.
- 음주량을 줄이거나 자제하려고 하는 바램이 지속되나 그런 노력들이 성공적이지 못하다.
- 술을 구하거나 마시거나 또는 술기운을 회복하는데 상당한 시간이 소요된다.
- 주요한 책임을 완수할 것이 기대될 때 극도로 흥분된다.
- 음주 때문에 중요한 일을 포기하거나 일을 줄인 적이 있다.
- 알코올과 관련되어 계속되거나 재발하는 정신적, 신체적 문제를 인식하고 있음에도 불구하고 계속 술을 마신다.

• 주목할 만한 내성
• 금단 증상
• 금단 증상을 회피하기 위한 또는 그로 인한 마음을 진정시키기 위한 음주

▷ CAGE

보건의료인에게 간단하고, 실용적인 도구로 활용되고 있다. 4가지 기준 중 2가지 이상에서 '예'라고 응답하면 고위험음주 수준으로 평가하고, 3가지 이상에서 '예'라고 응답하면 치료가 필요한 알코올 사용장애(중독)의 가능성이 있는 것으로 평가한다. 4가지 모두 '예'라고 응답하면 알코올 사용장애(중독)가 강력히 의심되는 수준이다.

• 당신은 술을 줄이거나 끊어야겠다는 생각을 한 적이 있는가?
• 당신이 술을 마시는 것에 대하여 주변 사람들이 지적하거나 짜증을 낸 적이 있는가?
• 당신은 술을 마시는 것과 관련하여 죄의식(미안한 마음)을 느낀 적이 있는가?
• 당신은 숙취를 풀려고 해장술을 마신 적이 있는가?

※ 4가지 기준 중
2가지 이상에서 '예' : 고위험음주 수준
3가지 이상에서 '예' : 치료가 필요한 알코올 사용장애(중독)의 가능성이 있는 것으로 평가
4가지 모두 '예' : 알코올사용장애(중독)가 강력히 의심되는 수준

▷ AUDIT(Alcohol Use Disorders Identification Test)

세계보건기구에서는 음주 폐해 정도를 파악하기 위해 알코올 의존 측정도구인 AUDIT를 활용하고 있으며, 우리나라도 '2005 국민건강영양조사'부터 활용하고 있다. AUDIT는 음주량, 빈도, 과잉 행동에 관한 질문을 통합적으로 포함하고 있는 도구이다.

[표 6-2] AUDIT-K : 알코올 사용장애 선별검사

질문	0점	1점	2점	3점	4점
1. 얼마나 자주 술을 마십니까?	전혀 안마심	월 1회 이하	월 2–4회	주 2–3회	주 4회 이상
2. 술을 마시면 한 번에 몇 잔 정도 마십니까?	전혀 안마심	소주 1–2잔	소주 3–4잔	소주 5–6잔	소주 7–9잔 (10잔 이상:5점)

3. 한 번에 소주 한 병 또는 맥주 4병 이상 마시는 경우는 얼마나 자주 있습니까?	없음	월 1회 미만	월1회	주1회	거의 매일
4. 한 번 술을 마시기 시작하면 멈출 수 없었던 때가 1년 동안 얼마나 자주 있었습니까?	없음	월 1회 미만	월1회	주1회	거의 매일
5. 지난 1년간 평소 같으면 할 수 있었던 일을 음주 때문에 실패한 적이 얼마나 자주 있었습니까?	없음	월 1회 미만	월1회	주1회	거의 매일
6. 지난 1년간 술 마신 다음날 일어나기 위해 해장술이 필요했던 적이 얼마나 자주 있었습니까?	없음	월 1회 미만	월1회	주1회	거의 매일
7. 지난 1년간 음주 후 죄책감이 든 적이 얼마나 자주 있었습니까?	없음	월 1회 미만	월1회	주1회	거의 매일
8. 지난 1년간 음주 때문에 전날 밤 일이 기억나지 않았던 적이 얼마나 자주 있었습니까?	없음	월 1회 미만	월1회	주1회	거의 매일
9. 음주로 인해 자신이나 다른 사림이 다친 적이 있습니까?	없음		있지만 지난 1년간 은 없었다		지난 1년간 있었다
10. 친척, 친구, 의사가 당신이 술 마시는 것을 걱정하거나 당신에게 술 끊기를 권유한 적이 있었습니까?	없음		있지만 지난 1년간 은 없었다		지난 1년간 있었다
소 계					
총 점					

[표 6-3] AUDIT-K 평가 기준

점수	평가	
0–7점	정상음주	정상음주입니다.
8–11점	위험음주 수준	아직까지 특별히 심각한 음주로 인한 문제가 발생하지는 않았지만 향후 음주로 인한 문제가 발생할 가능성이 있습니다. 음주량을 줄이거나 음주 횟수를 줄여 적정 음주를 실행하도록 하는 것이 좋습니다.
12–19점	고위험음주 혹은 잠재적인 알코올 사용장애 환자	이미 신체적 건강이상이나 행동상의 문제가 나타나는 수준으로 속히 전문의의 진찰을 받는 것이 좋겠습니다.
20점 이상	알코올 사용장애 환자	이미 알코올 사용장애, 특히 알코올 의존상태임이 강력히 시사 됩니다. 속히 전문의의 진찰을 받고 전문화된 치료를 시작하는 것이 좋습니다.

6.3. 건강 효과

1) 음주와 사망

우리나라의 알코올 관련 사망률 추이를 살펴보면, 2013년 및 2014년에 다소 감소하는 경향을 보였으나, 2015년 이후 증가하는 경향을 보이고 있다. 남자의 알코올 관련 사망률은 2015년 이후 감소하는 추세를 보인 반면, 여자는 지속적으로 증가하는 추세이다. 알코올성 간질환 등의 알코올 관련 사망자 수는 4,809명(1일 평균 13명), 사망률은 인구 10만 명당 9.4명이다. 알코올 관련 사망원인은 알코올 유발성 가성 쿠싱 증후군, 알코올성 위염, 알코올 사용에 의한 정신 및 행동장애, 알코올성 간 질환, 알코올에 의한 신경계통의 변성, 알코올 유발성 만성 췌장염, 알코올 다발 신경병증, 혈액 내 알코올의 발견, 알코올성 근육병증, 알코올에 의한 불의의 중독 및 노출, 알코올성 심장근육병증, 알코올에 의한 자의의 중독 및 노출,알코올에 의한 의도 미확인의 중독 및 노출 등이다.

[표 6-4] 알코올 관련 사망률 추이 (단위: 인구 10만 명당, %)

성별	2005	2010	2013	2014	2015	2016	2017
전체	9.6	9.1	8.9	8.8	9.3	9.3	9.4
남	17.6	16.5	15.6	15.5	16.3	16.1	16.4
여	1.6	1.7	2.1	2.2	2.4	2.4	2.3

출처 : 통계청. 사망원인통계. 각 년도

우리나라는 음주로 인해 식도암, 후두암, 알코올 사용장애, 알코올성 신경계 이상, 뇌졸중, 각종 소화기 질환 및 간질환 등이 발생한다. 음주량에 따라서 저위험 음주자 대비 중위험 · 고위험 음주자는 음주로 인한 질병발생 위험도가 더욱 높아진다. 특히 알코올성 다발신경병증(중위험 2.797배, 고위험 4.669배), 알코올에 의한 신경계통의 변성(중위험 2.700배, 4.180배), 알코올성 만성 췌장염(중위험 2.784배, 고위험 4.041배), 식도정맥류(중위험 2.328배, 고위험 3.779배) 알코올 사용장애(중위험 2.341배, 고위험 3.461배), 알코올성 심근병증(중위험 1.813배, 고위험 3.368배) 등이 매우 높다.

[표 6-5] 음주관련 질환별 상대위험도 : 저위험 대비 중 · 고위험 음주자

구분	중위험음주자		고위험음주자	
	RelativeRisk	P-value	RelativeRisk	P-value
식도암	1.710	<.0001	2.246	<.0001
간암	1.107	<.0001	1.327	<.0001
후두암	1.409	<.0001	1.706	<.0001
당뇨	1.124	<.0001	1.258	<.0001
알코올 사용장애	2.341	<.0001	3.461	<.0001
단극성 우울장애	1.031	0.0090	1.087	<.0001
알코올에 의한 신경계통의 변성	2.700	<.0001	4.180	<.0001
간질	1.115	<.0001	1.293	<.0001
알코올성 다발신경병증	2.797	<.0001	4.669	<.0001
고혈압	1.084	<.0001	1.116	<.0001
알코올성 심근병증	1.813	0.0167	3.368	<.0001
심장부정맥	-		1.050	0.0219
심부전	1.079	<.0001	1.092	0.0014
출혈성 뇌졸중	1.282	<.0001	1.516	<.0001
허혈성 뇌졸중	1.058	<.0001	1.138	<.0001
기타 뇌혈관질환	1.080	<.0001	1.181	<.0001
식도정맥류	2.328	<.0001	3.779	<.0001
위-식도 열상-출혈증후군	1.766	<.0001	2.420	<.0001
알코올성 위염	1.780	<.0001	2.343	<.0001
알코올성 간질환	2.219	<.0001	2.953	<.0001
간경화증	1.670	<.0001	2.446	<.0001
담석증	-		1.105	0.0001
급성 및 만성 췌장염	1.731	<.0001	2.257	<.0001
알코올성 만성 췌장염	2.784	<.0001	4.041	<.0001
자연유산	-		1.230	0.0988
알코올중독	1.903	<.0001	2.477	<.0001
기타 비의도적인 상해	1.211	0.0041	1.392	0.0008

자료 : 이선미 등(2012) 건강보장 재원확보를 위한 건강위험요인 부담금 부과방안
주 1) 성, 연령, 보험료, 흡연여부, 음주여부, 비만도 보정
2) RR값이 1 이하 또는 통계학적으로 유의하지 않은 질병 제외
3) 저위험 음주자 : 1일 평균 순수알코올 소비량 남 1-40g, 여 1-20g
4) 중위험 음주자 : 1일 평균 순수알코올 소비량 남 41-60g, 여 21-40g
5) 고위험 음주자 : 1일 평균 순수알코올 소비량 남 61g 이상, 여 41g 이상

▷ 대학생 음주사망 사고 현황

- 1998. 2. 환영회 사발식 후 신입생… 사망
- 2003. 1. 신입생 폭탄주 10잔 마시고… 사망
- 2006. 3. 만취 신입생 저체온증… 사망
- 2006. 3. 음주 신입생 집단구타로 …사망
- 2007. 3. 신입생 OT 후 숙소 베란다 난간 추락사
- 2007. 3. 환영회 후 귀가길 구토 시 열차충돌…사망
- 2008. 3. 환영회 과음 신입생 …사망
- 2008. 3. MT에 참석한 대학생 난간에 머리 부딪혀 …사망
- 2008. 4. 대학생 신입생환영회…술에 취해 연못 익사
- 2009. 2. 야외 신입생 환영회 후 만취 추락사
- 2009. 3. 신입생 환영회 후 기숙사 추락사
- 2010. 5. 신입 여학생, 만취해 귀가 후 … 사망

2) 음주와 건강문제

알코올은 중추신경계 억제제로 단기적으로 피로, 어지럼증, 졸림, 권태, 구토, 두통, 혼미 등의 증상을 유발하며, 음주량이 많을 경우 체온이 낮아져 체온조절에 어려움이 있을 수 있다. 중추신경계의 기능 억제는 음주량과 비례하며, 지나친 음주는 말이 또렷하지 못하고 운동기능이 저하되고 기억력 장애가 와서 필름이 끊기는 등의 증상을 유발한다. 장기적으로는 우리 몸의 뇌, 신장, 간, 피부, 호흡기, 소화기 등 전신에 광범위하게 작용하여 세포와 신경에 영향을 미쳐 약 200여종의 질병을 발생시킨다. 기존에는 소량의 음주가 심뇌혈관 질환 등에 도움이 된다고 알려졌으나, 최근에는 1~2잔의 음주로도 질병위험이 증가할 수 있으며 음주량이 증가할수록 질병위험이 증가하고 기대수명이 단축될 수 있다는 연구결과가 제시되고 있다. 지속적인 과음은 부정맥을 유발해 현기증, 심장마비를 일으킬 수 있고, 알코올은 혈관의 수축에 관여하여 고혈압을 일으킬 수 있으며, 뇌졸중을 일으키거나 증상을 악화시킬 수 있다. 또한 지속적인 과음과 선천적으로 아세트알데히드 분해효소(ALDH)가 부족한 사람의 음주는 간세포 손상, 지질대사 이상, 면역력 저하 등으로 간 기능 저하, 지방간, 황달, 간염, 간경화, 면역장애 등이 발생할 수 있다.

세계보건기구 국제암연구소(WHO IARC)에 따르면 주류(Alcoholic beverage)는 인체에 암을 유발하는 1군 발암물질이며, 알코올의 분해산물인 아세트알데히드는 인체에 암을 유

발할 가능성이 있는 2B군 발암물질이다. 1군 발암물질인 주류는 유방암, 구강암, 인두암, 후두암, 식도암, 대장암, 간암 등의 암을 유발한다.

또한 음주 시 뇌의 기능 저하로 인하여 통제력 상실, 공격적 성향, 즉흥적인 판단 등이 증가할 수 있고, 폭력(성폭력), 살인 및 절도와 같은 범죄를 발생시킬 수 있다. 또한 감각 기능이 떨어져 속도감을 느끼는 능력과 기계 조작능력이 현저히 감소함으로 돌발 상황에 대한 판단력과 대처능력이 감소하여 교통, 추락, 화재, 익사 등의 사고 발생 가능성을 높일 수 있다.

[표 6-6] 연간 범죄 및 주취범죄 발생건수

범죄	구분	2014년	2015년	2016년
합계	전체	1,492,971	1,552,517	1,594,925
	주취	417,868	409,394	400,909
강력범죄(흉악)	전체	29,715	31,639	33,344
	주취	9,345	9,599	10,121
강력범죄(폭력)	전체	329,614	342,526	347,523
	주취	106,667	103,176	101,816
기타범죄	전체	1,133,642	1,178,352	1,214,058
	주취	301,856	296,619	288,972

자료 : 대검찰청(2015,2016, 2017), 범죄분석(5.범행특성. 범행 시 정신상태)

주 : 1) 흉악범죄: 살인, 강도, 방화, 강간, 폭력범죄: 폭력, 상해, 협박, 공갈, 약취와 유인, 체포와 감금, 폭력행위 등, 기타범죄: 재산범죄, 위조범죄, 공무원범죄, 풍속범죄, 과실범죄 등

2) 범행 시 정신상태 통계는 2015년부터 보고서에 포함됨

특히 임신 중이거나 임신을 계획 중인 여성, 19세 미만 청소년, 가족 중에 알코올 중독 경력이 있는 사람, 음주운전이나 음주 중 폭행 등의 문제가 있는 사람, 술로 인하여 대인 관계에 문제가 있는 사람, 음주와 연관된 신체적 · 정신적 증상이 있는 사람은 절대 술을 마시지 말아야 하며, 작업 또는 운동 중이거나 약을 복용하고 있을 때에도 반드시 금주를 실천해야 한다.

▷ 절대 술을 마시지 않아야 하는 사람

- 임신 중이거나 임신을 계획 중인 여성
- 19세 미만 청소년
- 가족 중에 알코올 중독 경력이 있는 사람

- 음주운전이나 음주 중 폭행 등의 문제가 있는 사람
- 술로 인하여 직장, 가족, 대인관계에 문제가 있는 사람
- 고혈압, 협심증, 간질환, 우울, 불안, 불면, 성기능 감퇴 등 음주와 연관된 신체적, 정신적 증상이 있는 사람
- 작업 또는 운동 중일 때
- 약을 복용하고 있는 경우

임산부의 습관적인 음주는 태아알코올증후군(Fetal alcohol spectrum disorder, FASD)을 유발하고, 임산부의 사소한 음주, 아빠의 지속되는 음주 또한 주의력결핍-과잉행동장애(ADHD), 자폐아의 출생을 높인다. 태아알코올증후군을 가진 아이의 대표적인 특징은 안면기형으로, 정상 아이와 다른 눈, 코, 입의 형태를 보이며, 태아알코올증후군은 신체적, 정신적, 행동적 결함을 야기하여 태어날 아기가 평생 동안 원활한 일상생활을 어렵게 한다. 신체적 문제는 또래에 비해 작은 키와 저체중, 몸 속 장기의 건강문제, 뇌의 기능적 손상 등이며, 지적 및 행동적 문제는 낮은 지능, 학습 및 기억장애, 과잉행동, 주의산만, 언어발달 지연 등이다.

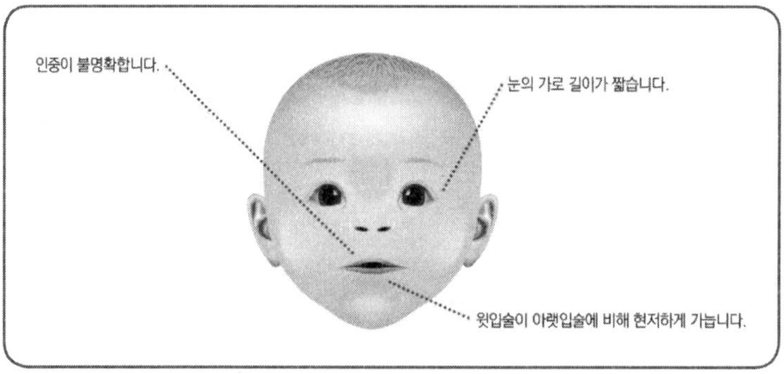

[그림 6-2] 태아알코올증후군(FASD)의 주요 특징

출처 : 보건복지부, 한국건강증진개발원. (2017). 음주폐해예방가이드. p.19.

3) 절주로 인한 건강 이익

적정량의 술을 마시거나 금주를 실천함으로써 다양한 건강 이익을 가져올 수 있다. 술을 마시는 시간을 줄여 자기계발과 여가활동을 즐길 수 있으며, 단란한 가정을 만들기 위해 가족들과 지내는 시간을 늘릴 수 있다. 과음 및 폭음으로 인한 각종 질병을 예방할 수

있고, 음주로 인한 사고와 실수를 줄일 수 있다. 이로 인하여 음주비용 등 경제적 손실을 줄일 수 있다. 이를 위해 원만한 인간관계를 유지하고, 올바르게 스트레스를 해소하기 위한 지역사회 절주캠페인을 전개하여 건전한 음주문화를 정착시키기 위해 노력해야 한다.

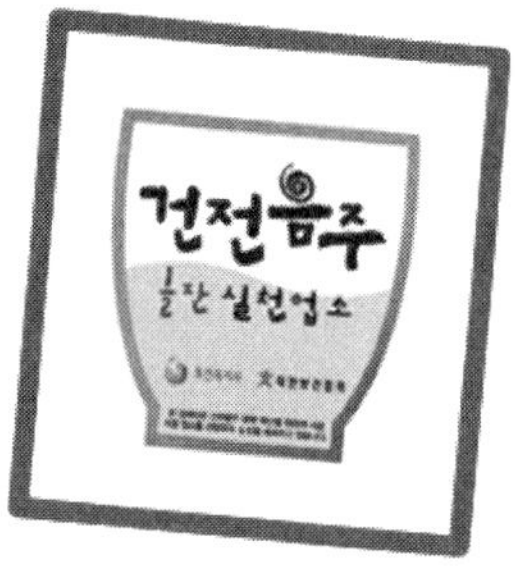
건전음주
1잔 실천업소

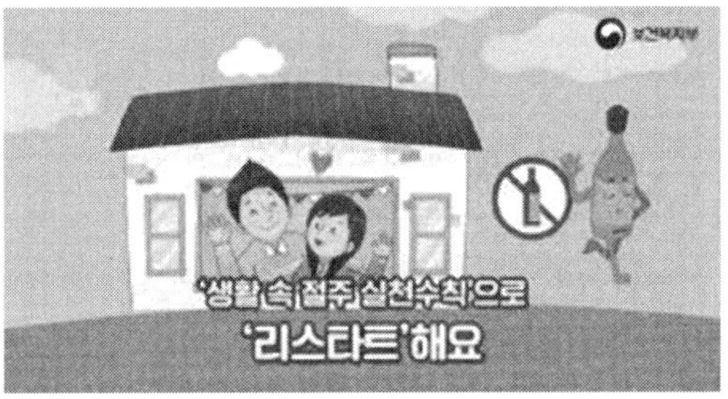
'생활 속 절주 실천수칙'으로
'리스타트'해요

6.4. 절주 실천 계획

1) 세계보건기구(WHO)의 권고사항

세계보건기구(WHO)는 적정음주의 권고지침을 건강한 음주와 사회적 음주로 구분하여 제시하였다. 건강한 음주는 술로 인하여 건강문제가 유발되지 않는 수준을 말하며, 사회적 음주는 사회구성원들이 용인하는 음주의 수준을 말한다.

▷ 건강한 음주

- 술로 인해 건강문제가 유발되지 않는 음주의 기준
- 남자(2잔/1회), 여자 · 노인(1잔/1회)

▷ 사회적 음주

- 사회에서 용인되는 음주의 기준
- 남성(14잔 이하/1주일, 4잔/1회), 여성(7잔 이하/1주일, 3잔/1회)

▷ 알코올 정책수립에 관한 권고

- 청소년 대상의 주류마케팅 활동 금지, 성인 대상의 활동 제한
- 주류 이용 가능성에 대한 제한 규제 : 판매시간, 주류구매 연령 제한

- 법적 규제 근거를 가진 음주운전 단속
- 알코올 정책에 대한 인식과 지원 : 모니터링, 감시체계, 부처간 협조
- 세금 및 가격 정책을 통한 주류 소비 감소
- 알코올 사용 장애자에 대한 치료 서비스 제공
- 조기검진 및 간이 개입 프로그램 시행

2) 절주 실천하기

▷ 절주 실천

- 목표 음주량, 음주 횟수 정하기
- 술을 줄이기 위한 방법을 선택하기

(예) 2차 안가기, 천천히 마시기, 약한 술 마시기, 섞어 마시지 않기

- 음주상태를 모니터링하기

(예) 냉장고 등에 음주일지 붙여놓기 등

- 과음을 초래하는 음주위험상황에서 도움을 줄 수 있는 사람을 찾기

(예) 배우자 또는 음주하지 않는 친구 등

▷ 술 줄이기

- 음주량과 횟수에 대한 제한을 미리 정해 놓고, 그 이상을 마시지 않도록 노력한다.
- 알코올 흡수를 낮추기 위해 천천히, 충분한 음식과 함께 마신다.
- 신체질환, 불면, 불안 증 증상이 있을 때 음주를 하지 않는다.

▷ 모니터링하기

- 자신의 음주상태를 민감하게 살펴봄으로써 폭음을 예방한다.
- 음주 중 주기적으로 본인의 상태를 점검한다.
- 갑자기 취하지 않도록 충분히 대화하며 천천히 마신다.
- 음주일지를 작성한다.(날짜, 음주장소, 함께 먹은 사람, 모인 이유, 비용 등)

▷ 책임지기

- 중요한 일을 앞두고 음주를 삼가 한다.
- 작업 시, 운동 시, 기계를 다룰 때는 음주를 삼가 한다.

- 분노 또는 스트레스 등을 풀기 위해 음주하는 것을 삼가 한다.

3) 수행 지침

▷ 음주습관개선을 위한 권고안

- 음주 횟수 줄이기
- 음주량 줄이기
- 비음주자에 대해 배려하기
- 원 샷하지 않기
- 폭탄주 마시지 않기
- 낮술하지 않기
- 1주일에 2회 이상 가족과 함께 저녁식사하기
- 음주 운전하지 않기
- 월요일은 금주하기
- 다양한 여가활동 즐기기

▷ 좋은 음주습관 10계명

- 자신의 주량을 지키며 동료에게 억지로 권하지 않는다.
- 알코올 도수가 낮은 술을 마시며 폭탄주는 절대 금한다.
- 빈속에 술을 마시지 않는다.
- 술을 되도록 천천히 마신다.
- 술잔을 돌리지 않는다.
- 원치 않을 때는 마시지 않겠다는 의사를 확실히 표현한다.
- 조금이라도 음주를 한 후에는 자동차를 운전하지 않는다.
- 술자리는 1차에서 끝낸다.
- 약을 복용하는 경우 술을 마시지 않는다.

제7장 신체활동

7.1. 필요성

과학기술의 발전은 사람들에게 생활의 편리함을 가져왔으나, 운동 부족, 정신적 스트레스, 영양 과잉으로 인한 비만, 환경오염 등의 문제를 증가시키고 있다. 운동 부족은 신체의 정상적 발달과 기능발휘에 지장을 초래하여 각종 질병을 일으키고 있다. 이러한 건강문제를 해결하기 위한 필수적인 수단으로써 규칙적인 신체활동 실천을 권고하고 있다. 규칙적인 신체활동은 체력 증진, 정신적 스트레스 해소, 비만문제 개선을 위한 저비용 고효율적인 방안인 동시에 심장병, 당뇨병, 고혈압, 대장암, 우울증, 불안, 낙상, 근육감소, 관절통 등을 예방하고 관리하는 효과적인 수단으로 제시되고 있다.

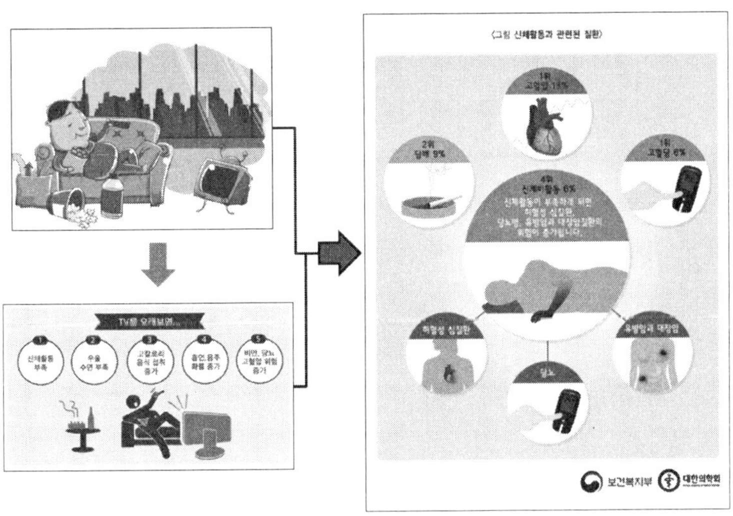

[그림 7-1] 신체활동부족과 건강문제

우리나라는 1990년대에 운동, 체력, 신체활동에 대한 역사적 관점변화로 신체활동에 관한 새로운 관점이 보편화되어 왔다. 즉 건강유익을 위한 신체활동이 굳이 격렬한 운동일 필요는 없으며, 중등도 신체활동을 통해서도 심장병, 당뇨, 결장암, 고혈압 등의 발생 및 사망위험을 감소시킬 수 있다. 이러한 이유로 최대의 이득과 최소의 위험 하에 국민의 신체활동 증진시키기 위해 격렬한 운동을 강조하기 보다는 이동, 가사, 직업 등의 폭넓은 신체활동 증진을 권고하고 있다.

- 운동 부족
  → 신체의 정상적 발달과 기능발휘 지장
  → 각종 질병
- 건강문제를 해결하기 위한 필수적인 수단 : 규칙적인 운동 실천
- 규칙적인 운동과 신체활동의 이익 체력 증진, 정신적 스트레스 해소, 비만문제 개선
- 신체활동 : 저비용 고효율적인 방안
- 심장병, 당뇨병, 고혈압, 대장암, 우울증, 불안, 낙상, 근육감소, 관절통 등을 예방하고 관리하는 효과적인 수단

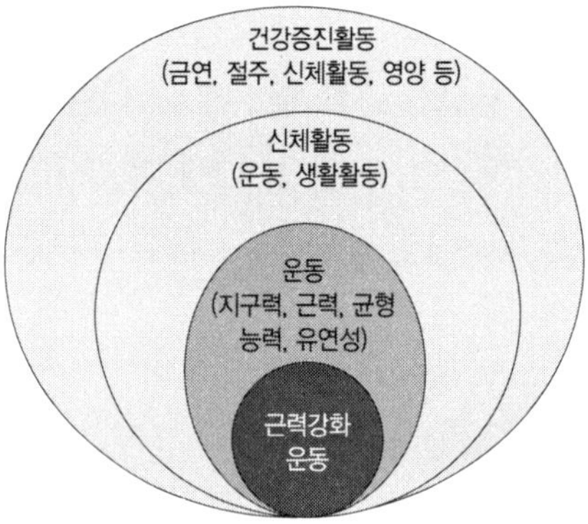

7.2. 주요 개념

운동은 정상 이상의 힘을 발휘하는 육체적 활동을 말하며, 바람직한 신체 적응력을 달성하기 위해 특정한 빈도, 강도, 시간에 따른 체계적인 수행을 요구하고 있다. 규칙적인 운동은 고혈압, 대장 및 생식기계의 암, 골다공증에 의한 골절, 우울증 등을 감소시키는 효과가 있다.

1) 유형

운동 특성에 따라 스포츠 경기, 신체적 레크리에이션, 건강운동 등으로 분류한다. 스포츠 경기는 고도로 조직화된 게임을 경쟁적으로 수행하는 운동으로서 그 종목이 다양하고 고도의 운동기술과 운동능력을 요구한다. 신체적 레크리에이션은 일상생활 중에 누적된 피로나 정신적 긴장을 이완시키려는 활동으로 정신적으로 즐거움을 맛볼 수 있는 종목을 택하기 때문에 신체적인 부담이 과중하거나 또는 전혀 운동으로서 자극이 되지 못하는 경우도 있다. 건강운동은 인체가 요구하는 운동자극을 의도적, 계량적 및 반복적으로 줌으로써 인체의 생리적 기능과 체력을 높이려는 활동으로 개개인에 적합한 운동자극을 주기 위하여 다각적으로 연구된 운동프로그램의 원리를 적용할 수 있다.

스포츠 경기 (athletics)	• 고도로 조직화된 게임을 경쟁적으로 수행하는 운동 • 종목이 다양하고 고도의 운동기술과 운동능력 요구
신체적 레크리에이션 (recreation)	• 일상생활 중에 누적된 피로나 정신적 긴장을 이완시키려는 활동
건강운동 (health exercise)	• 인체가 요구하는 운동자극을 의도적, 계량적, 반복적으로 줌으로써 인체의 생리적 기능과 체력을 높이려는 활동 • 개개인에 적합한 운동자극을 주기 위한 활동

건강증진을 위한 운동에는 심폐기능 항진 운동, 근육 힘 기르기 운동, 유연성 기르기 운동이 있다. 심폐기능 항진 운동은 장시간 격렬한 운동에도 견딜 수 있는 신체능력을 기르는 운동으로 조깅, 줄넘기, 자전거 타기, 경보 등이 포함된다. 근육 힘 기르기 운동은 신체를 단련시키고, 근육이 관절이나 내장기관을 보호하는 데 도움을 주는 운동으로 웨이트 트레이닝 등이 포함된다. 마지막으로 유연성 기르기 운동은 주요 관절과 근육의 가동력을 높이는 운동으로 팔휘두르기, 목돌리기, 허리운동 등이 포함된다.

운동은 에너지 대사과정인 ATP(adenosine triphosphate) 생산과정에서 산소가 필요한 수준에 따라 유산소 운동(aerobic exercise)과 무산소 운동(anaerobic exercise)으로 구분한다. 유산소 운동은 조깅, 수영, 건강체조, 자전거, 에어로빅 댄스 등이며, 무산소 운동은 단거리달리기, 역도 및 근력운동 등이다.

(1) 유산소운동

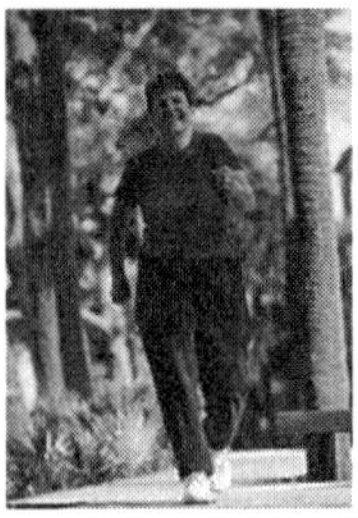

- 유산소성 대사를 통해 에너지가 공급되어 수행되는 운동
- 강도가 낮고 오랜 시간 동안 지속할 수 있는 운동
- 걷기, 조깅, 자전거타기, 테니스, 배구, 수영, 에어로빅 등
- 30대 이후 연령증가에 따른 노화 지연 효과
- 지방의 소비 촉진을 통한 고지혈증 예방, 비만 해소

(2) 무산소운동

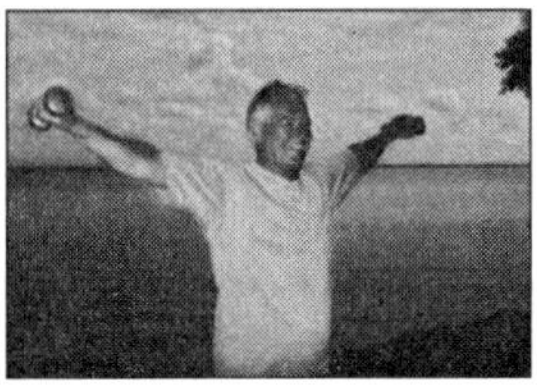

- 산소의 이용 없이 에너지를 생산하는 상태
- 심박수가 상당히 높아지고 운동 강도가 높은 운동
- 단거리 달리기, 웨이트 트레이닝 등
- 뚜렷한 혈압상승으로 인한 심장의 부담 가중
- 심근경색, 비만, 운동부족에 대한 효과 부족
- 젖산의 축적

[표 7-1] 유산소운동과 무산소운동의 특징 비교

항목	유산소운동	무산소운동
심장의 부하	부하의 양이 충분하다	심장에 부담을 준다
젖산의 축적	적다(4mmol/L 이하)	많다
지속시간	길다	짧다
소비에너지	크다	적다
지방의 소비	크다	적다
안정성	높다	때로는 위험하다

2) 측정

정상적인 신체활동을 수행하는 능력과 관련된 일련의 속성을 신체적응력이라 한다. 신체적응력의 구성하는 4대 요소는 심장/호흡기계의 지구력, 유연성, 근력과 지구력, 신체구성요소이다.

[표 7-2] 신체적응력의 구성요소

구분	특징
민첩성(agility)	방향을 바꾸거나 자세를 바꾸는 속도
균형(balance)	안정된 자세의 유지
신체의 구성요소(body composition)	전 체중 중 지방의 비
심폐능력(cardiorespiratory endurance)	일정시간 적당한 강도의 전 신체활동을 유지하는 능력
유연성(flexibility)	관절 또는 관절연결 조직의 운동 범위
근지구력(muscular endurance)	반복, 고강도 근육수축 수행능력
근력(muscular strength)	하나의 근육수축의 최대 힘
무산소성 능력(anaerobic power)	업무수행의 최대율

체력 측정을 위해 체형, 유연성, 근력, 심폐지구력 등을 평가하며, 측정 결과를 '아주 좋음', '좋음', '운동 부족' 등으로 구분하기도 한다. 구체적인 측정방법과 평가기준은 다음과 같다.

[표 7-3] 체력측정 방법과 평가기준

<table>
<tr><th colspan="2" rowspan="2">구분</th><th rowspan="2">평가 방법</th><th colspan="3">평가 기준</th></tr>
<tr><th>아주 좋음</th><th>좋음</th><th>운동 부족</th></tr>
<tr><td colspan="2">체형</td><td>(가슴둘레+엉덩이둘레)/2−배둘레</td><td>>20</td><td>≥15</td><td>≤10</td></tr>
<tr><td rowspan="4">유연성</td><td>어깨</td><td>등 뒤에서 한 팔은 위에서 아래로, 다른 팔은 아래에서 위로 손끝을 마주 붙인다.</td><td>좌, 우 모두 손끝이 닿음</td><td>한쪽만 닿음</td><td>양쪽 모두 닿지 않음</td></tr>
<tr><td>옆구리</td><td>두 발을 어깨넓이로 벌리고 서서 한쪽 손을 머리 위에 올려 짚고 반대쪽으로 상체를 측면으로 기울여 내린 손바닥이 무릎 뒷면 오금에 닿도록 한다.</td><td>좌, 우 모두 손끝이 닿음</td><td>한쪽만 닿음</td><td>양쪽 모두 닿지 않음</td></tr>
<tr><td>다리, 고관절, 척추</td><td>두 다리를 최대한 벌리고 앉아서 두 주먹을 포개어 잡고 이마에 붙인 다음 상체를 앞으로 숙여서 바닥에 닿도록 한다.</td><td>주먹 하나가 닿음</td><td>두 주먹을 포갠 상태에서 닿음</td><td>닿지 않음</td></tr>
<tr><td>몸통</td><td>두 다리를 어깨넓이로 벌리고 양발을 평소 같이 자연스럽게해서 선 다음 등 위쪽방향으로 천천히 몸통을 틀어서 반대쪽 새끼발가락을쳐다본다(무릎을 굽히면 안됨).</td><td>양쪽 새끼 발가락을 모두 볼 수 있음</td><td>한쪽만 볼 수 있음</td><td>양쪽 모두 볼 수 없음</td></tr>
</table>

근력	팔	남자는 무릎을 펴고, 여자는 무릎을 바닥에 대고 엎드려뻗치기를 해서 팔굽혀펴기를 실시한다.	남자 : ≥30회 여자 : ≥40회	남자 : ≥25회 여자 : ≥30회	남자 : ≤20회 여자 : ≤20회
	다리	한손 끝으로 벽을 잡고 옆으로 선 다음 한쪽 다리를 위로 올려 들고서 무릎을 굽혀 완전히 내려앉았다(1초이상 멈춘 후) 일어선다.	양쪽모두 일어설 수 있음	한쪽만 일어설 수 있음	양쪽 모두 일어설 수 없음
	복부	무릎을 펴고 앉은 다음 두 발을 바닥에서 20Cm 이상 들고 팔을 벌려 중심을 잡고서 60초이상 멈춘상태로 있는다.	60초 이상 참음	50초 이상 참음	40초 이하 참음
심폐 지구력		의자에 편안히 앉아서 심호흡을 3회 실시한다. 시작과 함께 '하나'하고 일어서서 만세자세를 취하고(1.5초), '둘'하고 내려앉아 두 발을 바닥에서 10Cm이상 들어올리기(1.5초)를 5분동안(100회) 반복한다. 의자에 편안히 앉아 심호흡을 3회 실시한 후, 15초간 맥박수를 세어 4를 곱한다.	맥박수 ≤90	맥박수 ≤100	맥박수 ≥110

3) 운동 프로그램 구성요소

(1) 운동 종류

성인은 신체의 전체근육 또는 큰 근육, 즉 대근육군(large muscle group)을 사용하는 지구성 운동을 수행하는 것이 효과적이다. 운동초기 단계에서는 운동 강도를 주의 깊게 관찰해야 하므로 가급적 운동 강도가 심하게 변하지 않는 형태의 건강운동이 좋다. 바람직한 운동으로는 운동초기 단계에서는 운동 강도 측정이 용이한 걷기, 달리기(조깅), 수영, 자전거타기 등이 효과적이며 체력 수준이 향상된 후에는 다양한 운동을 실시하여 체력을 유지하는 것도 좋다.

(2) 운동 강도

유산소 운동의 경우에는 운동 강도는 최대운동능력(최대산소섭취량)에 대한 비율로 제시된다. 자신의 신체가 최대한 발휘할 수 있는 운동능력의 몇 % 정도의 운동을 해야 하는지 또는 현재 하고 있는지 등을 나타낸다. 반면 최대운동능력의 측정은 고가의 장비와 전문가에 의해 이루어지므로, 주로 최대심박수와 목표심박수와의 관계로 운동 강도를 결정하게 된다. 생활 속에서 간단히 사용할 수 있는 운동 강도의 단위로 METs를 사용한다.

근력이나 근지구력 증진을 위한 중량부하운동(웨이트 트레이닝)의 경우에는 단순히 kg으로 부하의 양을 제시하기도 하지만 주로 최대근력에 대한 비율 또는 RM (repetition maximum)으로 운동 강도를 제시한다.

▷ 최대심박수 산출

- 체력수준이 낮은 사람의 경우 : 220 - 연령
- 체력수준이 높은 사람의 경우 : 205 - 연령/2

▷ 목표심박수 산출

- 운동 강도 x (최대심박수 - 휴식 시 심박수) + 휴식 시 심박수

(3) 운동 시간

운동 시간은 운동 강도에 반비례한다. 운동 강도가 높을수록 운동시간은 짧아진다. 즉 1회 운동 시간은 운동 강도를 고려하여 산출되며 운동을 마친 후 1시간 정도가 경과했을 때 과도한 피로를 느끼지 않도록 설정되어야한다. 준비운동과 정리운동을 제외한 본 운동시간은 20-30분 정도가 적당하며, 체력수준의 개선상태에 따라 40-50분정도로 시간을 늘려가는 것이 바람직하다. 중년기 이후의 성인들은 매우 강한 강도로 단시간 운동하는 것보다 중등도의 강도로 비교적 장시간 운동을 실시하는 것이 보다 효과적이다.

4) 운동의 단계

(1) 신체적 적응단계 : 초기단계

스트레칭과 가벼운 유연성 증진 체조, 심폐지구성운동의 강도를 점차적으로 높이면서 수행하는 것이 효과적이다. 최대운동능력의 40-60%, 운동시간은 최소한 10-15분, 운동빈도는 처음 2-3주에는 주당 2회로 시작하여 점차 2-3주 동안 주당 3회로 증가시킨다.

(1) 신체적 발달단계 : 향상단계

스트레칭과 가벼운 유연성 증진 체조, 심폐지구성운동의 강도를 점차로 높여가며 실시한다. 운동 강도를 최대운동능력의 60-75% 수준으로 높여 16-20주 동안 실시한다.

(3) 유지단계

체력의 향상보다는 지루함을 해소할 수 있는 재미있는 여러 가지 활동을 운동 프로그램에 포함시키는 것이 효과적이다. 운동을 시작한지 5-6개월 후부터 시작하는 것이 좋다.

5) 신체활동 가이드라인

규칙적인 운동 실천을 위해 가장 널리 활용되고 있는 신체활동 지침은 미국 질병통제센터(Centers for Disease Control and Prevention, CDC)와 미국 스포츠의학회(American College of Sports Medicine, ACSM)가 제정한 가이드라인과 세계보건기구(WHO)의 권고안이다. 세계보건기구(WHO, 2010)는 성인의 신체활동 권고수준으로 1회 30분 이상, 주 5일 이상의 중등도 신체활동 또는 1회 20분 이상 주 3일 이상의 격렬한 신체활동 또는 이의 혼합실시를 제안하고 있으며, 8-10개 부위의 근력운동을 최소 주 2일 이상 8-12회 반복 실시하도록 권고하고 있다.

▷ WHO의 신체활동 가이드라인

- 규칙적인 신체활동 실천을 위해 가장 널리 활용되고 있다.
- 성인의 신체활동 권고수준
  - 1회 30분 이상, 주 5일 이상의 중등도 신체활동
  - 또는 1회 20분 이상 주 3일 이상의 격렬한 신체활동
  - 또는 이의 혼합실시
  - 8~10개 부위의 근력운동을 최소 주 2일 이상 8-12회 반복 실시

▷ 우리나라 국민건강통계의 신체활동 지표

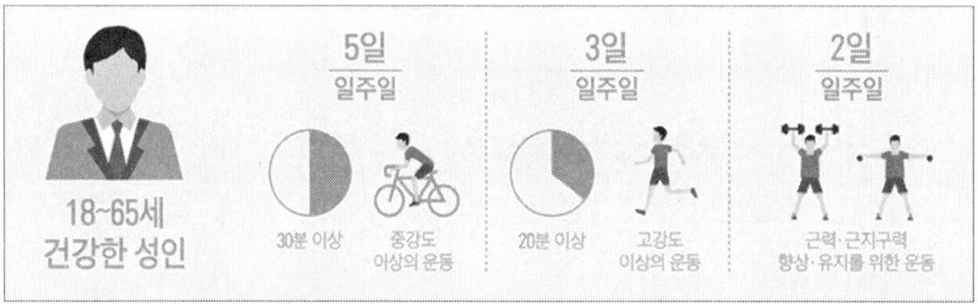

- **중등도 신체활동 실천율** : 최근 1주일 동안 평소보다 몸이 조금 힘들거나 숨이 약간 가쁜 중등도 신체활동을 1회 30분 이상, 주 5일 이상 실천한 사람의 분율
- **격렬한 신체활동 실천율** : 최근 1주일 동안 평소보다 몸이 매우 힘들거나 숨이 많이 가쁜 격렬한 신체활동을 1회 20분 이상, 주 3일 이상 실천한 사람의 분율
- **걷기 실천율** : 최근 1주일 동안 걷기를 1회 30분 이상 주 5일 이상 실천한 사람의 분율
- **근력운동 실천율** : 최근 1주일 동안 팔굽혀펴기, 윗몸 일으키기, 아령, 역기, 철봉

등의 근력운동을 2일 이상 실천한 사람의 분율

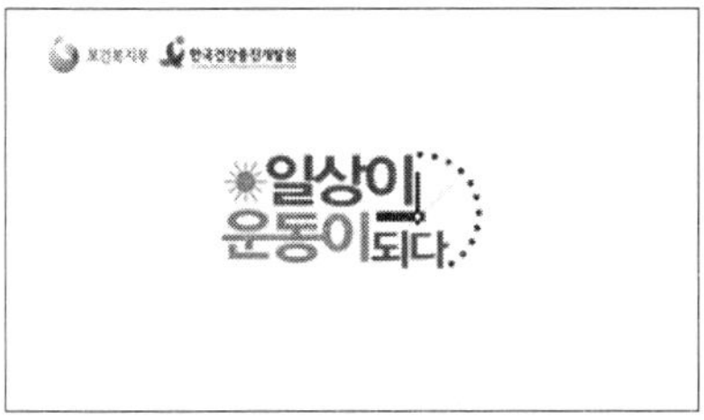

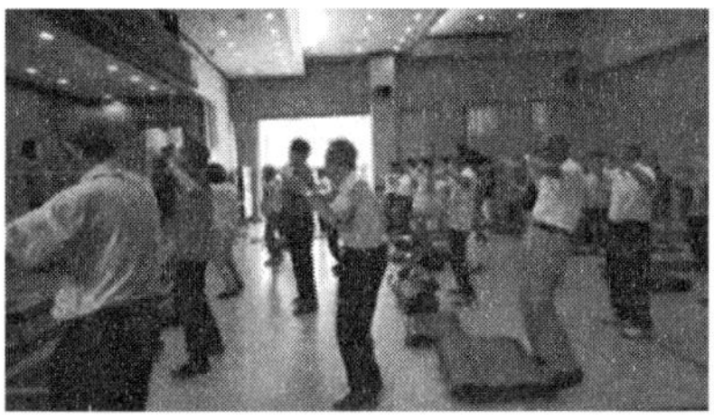

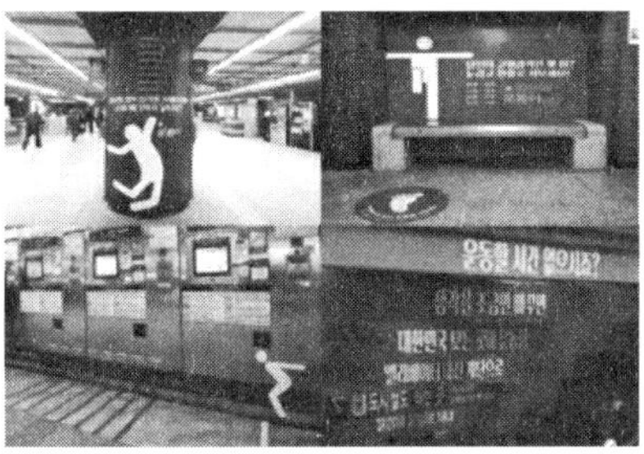

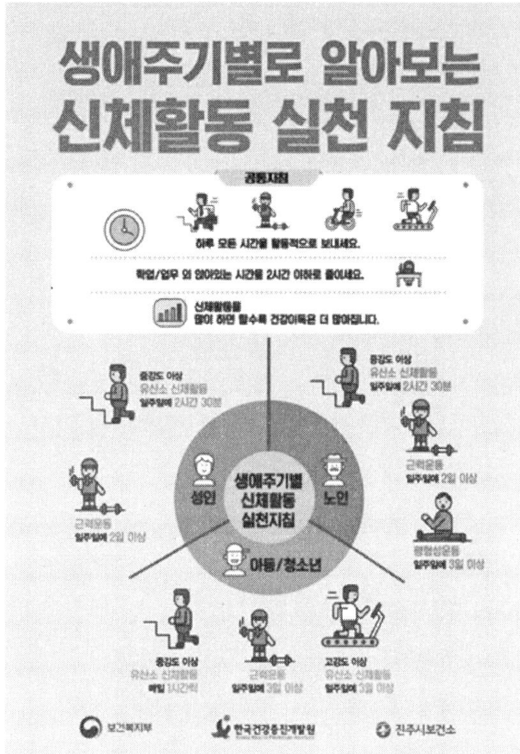

7.3. 건강 효과

운동의 효과에는 생리적 효과와 심리적 효과가 있다. 생리적 효과는 심장기능의 향상, 산소섭취 능력의 향상, 혈압 감소, 신진대사율의 증가, 수명 연장, 질병에 대한 면역력 증대 등이며, 심리적 효과는 스트레스 극복능력 향상, 자아존중감 향상, 만성적 우울증 해소 등이다.

1) 규칙적인 신체활동의 효과

규칙적인 신체활동은 심폐기능, 근력, 유연성을 유지 또는 향상시키는데 기여하여 심뇌혈관계질환 및 낙상에 의한 손상 예방 등 건강증진의 효과를 높일 수 있다. 특히 걷기운동은 대부분의 노인들에게 가장 인기 있는 효과적인 유산소운동이다.

- 블레어(Blair 등, 1989)의 연구결과

  8년간 13,000명 이상을 대상으로 연구한 결과에 따르면 매일 30-60분씩 걷는 것이 매주 64km조깅하는 것과 같은 사망률 감소 효과가 있었다.

- 맨슨(Manson 등, 1999)의 연구결과

  1주일에 3시간씩 걷는 것이 관상동맥질환을 감소시켰다.

- 휴(Hu 등, 2001)의 연구결과

  당뇨환자의 심장질환 발생률을 감소시켰다.

지역사회 주민으로 하여금 규칙적인 운동실천을 수행할 수 있도록 독려하기 위해서는 개인의 건강수준에 맞는 적정한 운동 프로그램을 제공하고, 생활 속에서 규칙적인 운동을 실천할 수 있는 안전하고 쾌적한 환경을 조성하는 것이 무엇보다 중요하다.

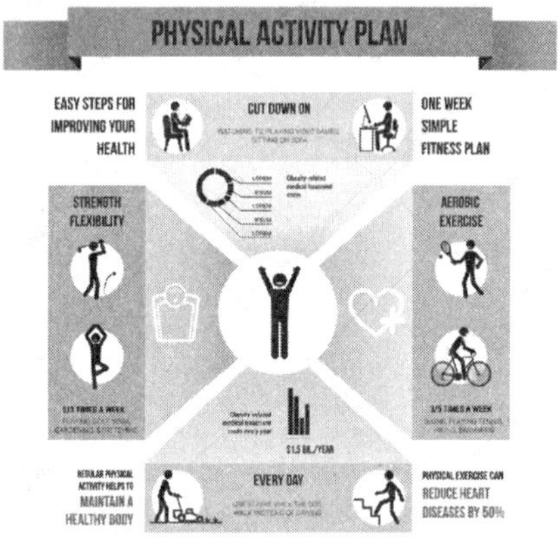

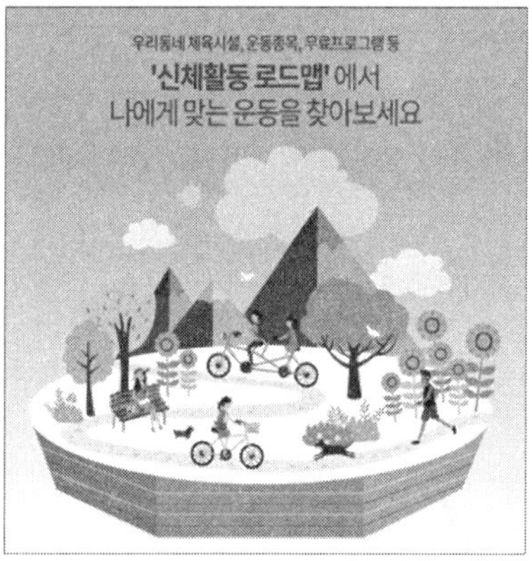

[표 7-4] 생리적 기능에 대한 운동의 효과

구분	운동의 효과
심혈관계 (유산소 지구력 운동)	• 심장 크기 및 근육 섬유 크기의 증가 (Steinhaus 1933) • 심박출량의 증가 Salyin et al. 1968) • 심장 혈액 박출량의 증가 (Hartley rt al. 1969) • 혈색소, 혈액량, 혈액 용적 증가 (Kjellberg, Rudhe, and ostrad 1946) • 휴식기 및 운동 시 심박수 감소 (Astrand and Rodahl 1986) • 운동으로 인한 심장 회복률 증가 (Updyke and Johnson 1970) • 휴식 및 운동 시의 산소요구량 감소 (Michael and Cureton 53) • 산소 흡수 효능 증가 (Saltin et al. 1968) • 산소 손실 내성 증가 (Sharkey 1977)
혈압 (유산소 지구력 운동)	• 휴식 시 수축기 혈압 감소 (Boyer and Kasch 1970) • 휴식 시 이완기 혈압 감소 (Pollack et al. 1970) • 최대이하 작업 부하시 혈압 감소 (Astrand and Rodahl 1986)
혈중 지질 및 혈당 (유산소 지구력 운동)	• 총콜레스테롤 감소 (Wood, Terry, and Haskell 1985) • 고밀도지단백 증가 (Blair et al. 1983) • 중성지방 감소 (Hollazy 1964) • 혈당 감소 (Young and Ismail 1976)
폐와 호흡 (유산소 지구력 운동)	• 폐활량 증가 (Astrand and Rodahl 1986) • 호흡의 깊이 증가 (Kner, Dill, and Neqfed 1942)
체구성과 체중 (지속적 근육 활동)	• 체지방 비율 감소 (유산소 및 체중 관리) (Pollack and Jackson 1977) • 식이요인에 의한 것보다 체중 감소 효과 상승 (Benoit and Martin 1965)
근육계 (근력 및 지구력 활동)	• 근육 크기 증가(정도) (Steinhaus 1933) • 혈류 증가 (강도 및 지구력) (Rohter, Rochele, and Hyman 1963) • 모세혈관 증가 (지구력) (Hermansen and Wachtlova 1971) • 근섬유의 수 증가 (강도 및 지구력) (Gordon, Kowoleski, and Frith 1976) • 긴장 이완의 증가 (강도, 지구력 및 스트레칭) (Kraus 1970) • 근력 섬유의 증가 (강도) (Gollnick er al. 1973) • 지구력 섬유의 증가 (지구력) (Gollnick er al. 1972)
골 및 결합조직 (체중을 지탱하는 활동)	• 인대의 강도 증가 (Larsen and Parker 1982) • 골절의 위험도 감소 (Chalmers and Ho 1970) • 골손실의 저하 (Aloia 1981)
내분비계	• 내분비 조절 증가 (Hoagland 1955) • 카테콜아민 감소 (Young and Ismail 1976) • 인슐린 민감도 (Rodnick et al. 1987)
신경계 (지구력 및 근력)	• 운동 신경 회복의 증가 (Sale 1987)

출처 : 이강숙 등. 사업장 건강증진. 2000. p.312

2) 운동에 의한 부상 예방과 치료

건강을 위한 과도한 운동은 부상의 주된 원인이 된다. 초보자는 지나치게 열정적인 운동을 하다가 부상을 입을 수 있으므로 운동을 하는 동안 근육이 뭉치는 것, 통증, 뼈와 관절의 통증, 피로 등의 신체적 부상을 알리는 경고에 주의해야 한다. 부상을 예방하는 방법에는 적절한 휴식, 적절한 수준의 운동과 알맞은 목표 설정, 운동에 대한 동기 유발 등이 있다.

▷ 운동과 관련한 부상의 기본적인 치료 (RICE)

- 휴식(Rest) : 부상당한 신체부위에 추가자극의 위험을 제거하는 것
- 얼음찜질(Ice) : 부상의 고통을 줄이고 부상 부위에 흐르는 피를 지혈하거나 지연시키기 위해 혈관조직을 압박하는 것
- 압박(Compression) : 상처 입은 조직을 지혈하기 위해 4~6인치의 넓은 붕대 사용하여 압박하는 것
- 거상(Elevation) : 상처부위를 심장보다 높게 올려 부상부위로 피가 흐르는 것을 막음으로써 출혈을 억제하는 것

7.4. 신체활동 실천 계획

1) 목표 설정

대부분의 사람들은 체력증진, 비만해소 또는 체중관리, 질환의 예방과 치료, 스트레스 해소, 여가활동, 대인관계, 유희활동의 수단 중 하나 또는 그 이상을 목표로 운동을 한다. 자신이 운동을 하는 첫 번째 목표를 명확히 설정하여 목표달성에 결정적인 영향을 미치는 적절한 운동방법과 내용을 구성해야 한다.

○ 첫 번째 달에 대상자가 할 내용을 구체적으로 문장으로 적기

- 얼마나 자주 하였는가? (날짜 수/1주)
  - 얼마나 많이 하였는가? (시간/1일)
  - 어느 정도의 강도로 했는가? (가볍게/조금 힘들게)
  - 어디서, 언제 하였는가? 등

○ 적절하고 측정 가능한 목표 설정하기
- 1주일에 5일, 하루 30분을 넘지 않기
- 매주 점차 높여서 첫 달의 마지막 주에 목표 달성하기

○ 첫 주가 끝나면 건강목표를 다시 평가하기

2) 신체활동 실천 계획

▣ 동기유발
- 대상자는 건강계약서에 각 동기부여를 세 가지씩 기록한다.
- 대상자는 동기부여 구절 한 가지를 수첩 속에 적어 두거나 눈에 띄는 곳에 붙여둔다.
- 대상자가 자신의 결심들을 매일 소리 내어 읽는 것이 도움이 된다.

▣ 신체활동의 내용
- 건강목표를 설정하기 전에 신체활동의 내용을 선택한다.
- (예) 지역사회 신체활동 프로그램, 유산소운동의 종류, 걷기운동으로 대체, 근력/유연성/균형감 증가 등

▣ 신체활동을 위한 기초
- 대상자가 오래 앉아 생활한다면 최소의 목표를 설정하고, 그렇지 않다면 대상자가 지난주에 실행한 신체활동의 횟수, 시간, 강도를 평가한다.
- 지난주의 활동이 평소와 다르다면, 다른 평상시의 한 주를 평가한다.
- 횟수 또는 시간은 일주일 동안의 운동 날짜 수와 각각의 날짜에 운동한 총 시간(분)으로 평가한다.
- 강도는 대상자에게 각각의 신체활동 중에 몸이 더워진 정도와 호흡수 변화를 물어보고 평가한다.
- 첫 주는 기초를 약간 넘는 수준으로 신체활동 목표를 정하고, 그 이후 점차 높여가서 한 달의 마지막 주에 적절한 목표에 도달한다.

▣ 건강 목표
- 첫 번째 달에 대상자가 할 내용을 구체적으로 문장으로 적는다.
  – 얼마나 자주 하였는가? (날짜 수/1주)

- 얼마나 많이 하였는가? (시간/1일)
- 어느 정도의 강도로 하였는가? (가볍게/조금 힘들게)
- 어디서, 언제 하였는가? 등

• 목표는 적절하며 측정 가능해야 한다.

1주일에 5일, 하루 30분을 넘지 않고, 첫 번째 주에는 기초보다 1단위를 높이고, 매 주 점차 높여서 첫 달의 마지막 주에 목표가 달성된다. 대상자는 이러한 기준을 초과할 수 있지만 초과를 목표로 적지는 않는다.

• 첫 주가 끝나면 건강목표를 다시 평가한다.

• 담당자가 첫 달에 대상자와 만날지를 결정한다.

첫 달의 마지막에 만날 날짜와 시간을 정하고 건강달력에 이를 기록한다.

▣ 실천 계획

• 사회적 후원

운동 실천을 후원해 줄 수 있는 사람들을 선택하고 후원방법을 정한다.

• 기억하기

- 냉장고에 건강계약을 붙여 둔다.
- 친구 또는 가족에게 전화를 해서 상기시켜 달라고 부탁한다.
- 저녁 식사 전에 걷기 운동을 실천하는 새로운 습관을 만든다.
- 현관문에 운동화를 놓아두고, 벽에 운동하는 사진을 걸어둔다.

▣ 문제점 및 해결책

과거 비슷한 목표를 세웠을 때 발생했던 문제점들을 생각하고, 앞으로 생겨날 수 있는 새로운 문제점들도 예상한다.

• 긍정적인 생각

부정적인 생각을 가진 사람은 건강목표 달성에 대한 긍정적 생각을 말로 표현한다.

• 독려 : 칭찬하기

- 실천에 성공하면 사람들에게 알리고 칭찬과 격려를 받는다.
- 내적인 동기부여

  몸이 좋아지고 있음을 말해주는 징후를 찾는다.
- 외적인 동기부여

1주 혹은 1개월의 목표가 성공적으로 달성되면 축하 행사를 갖는다.

- 환경적 지지 : 주위 환경 변화시키기
  - 현관문 앞에 운동화를 놓아두거나, 커피 탁자 위에 머리띠를 걸어놓는다.
  - 운동하는 건강한 사람의 모습이 나오는 사진을 걸어 둔다.
- 스트레스 관리
  - 스트레스 때문에 목표를 달성하지 못하는 경우가 많다.
  - 스트레스 관리방법을 규칙적으로 실행한다.

    (예) 심호흡, 근육이완, 명상, 기도, 음악, 반려동물 키우기, 산보 등
- 문제 해결
  - 과거에 건강행위 변화를 시도했을 때 나타났던 문제점들을 고려한다.
  - 앞으로 발생할 것 같은 문제점들을 예측하여 해결책을 기록한다.

▣ 서명

- 대상자는 계약서에 서명한다.
- 대상자를 후원해 줄 사람이 서명에 동의하면 서명도 함께 받는다.
- 함께 서명할 사람이 특별히 생각나지 않으면 보건교육사가 서명한다.

▣ 건강달력

- 건강달력에 계획된 실천 일정들을 기록한다.

3) 비활동자를 위한 건강증진 운동지침

▣ 다리를 모으고 앉아서 양손으로 발을 잡는다.

- 상체를 앞으로 구부린다.
- 5회-10회 반복한다.
- 신체의 유연성을 증진시키고 전신 노화를 방지한다.

▣ 손발을 벌리고 눕는다.

- 계단을 이용해서 오르내린다.
- 30회-50회 반복한다.
- 하체의 근력 증강시킨다.

▣ 손을 깍지를 낀다.

- 손바닥을 밖으로 하여 손을 몸 밖으로 펴준 후 다시 가슴에 댄다.
- 10회–15회 반복한다.
- 말초부의 유연성을 증진시켜 피로 방지한다.

▣ 엎드려서 등 뒤로 양발을 양손으로 잡는다.

- 가슴을 펴고 몸을 뒤로 구부린다.
- 5회–10회 반복한다 .
- 허리, 어깨, 목의 유연성 증진시킨다.

▣ 허리를 굽히고 손을 뻗어 허리를 돌려준다.

- 5회–8회 반복한다.
- 옆구리의 유연성을 증가시켜 신체의 이용 능력을 향상시킨다.

▣ 계단을 이용해서 오르내린다.

- 오른손으로 왼발을 잡는다. 손발을 바꾸어 반복 실시한다.
- 5회–10회 반복한다.
- 기민한 움직임으로 힘을 증진시키고 복부노화 예방한다.

▣ 손발을 벌리고 눕는다.

- 오른손으로 왼발을 잡는다. 손발을 바꾸어 반복 실시한다.
- 5회–10회 반복한다.
- 기민한 움직임으로 힘을 증진시키고 복부노화 예방한다.

제8장 식생활

8.1. 필요성

외식 및 고열량 식품섭취의 기회가 증가하고, 영양소 섭취 불균형이 지속됨에 따라 올바른 영양 섭취 및 식습관에 대한 적극적인 관리가 필요하게 되었다. 적정 체중에 대한 올바른 인식의 부족은 불필요한 체중조절와 식사장애 등의 새로운 영양문제를 발생시키고 있다. 이에 건강한 식생활 실천 및 식품 선택이 실천될 수 있는 환경을 조성하는 것이 시급한 실정이다.

식품(food)이란 한 가지 이상의 영양소를 가지며, 유해물질을 함유하지 않고, 먹을 수 있는 천연물 또는 인공품을 말한다. 다섯 가지 기초 식품군은 곡물 및 전분류, 채소 및 과일류, 고기 · 생선 · 달걀 및 콩류, 우유 및 유제품류, 유지류이다. 우리나라 국민의 1인 1일 식품 총 섭취량은 1,561g으로, 곡류와 채소류, 음료류 등의 섭취량이 높고, 동물성 식품 중에서는 육류, 우유류의 섭취량이 상대적으로 높다. 에너지 섭취량은 1인 1일당 남자 2,239kcal, 여자 1,639kcal으로, 에너지 필요추정량과 비교한 섭취비율은 남자가 여자보다 높고, 지방 섭취량은 감소하여 에너지과잉섭취자, 지방과잉섭취자의 분율이 감소하고 있다(보건복지부와 질병관리본부, 2017).

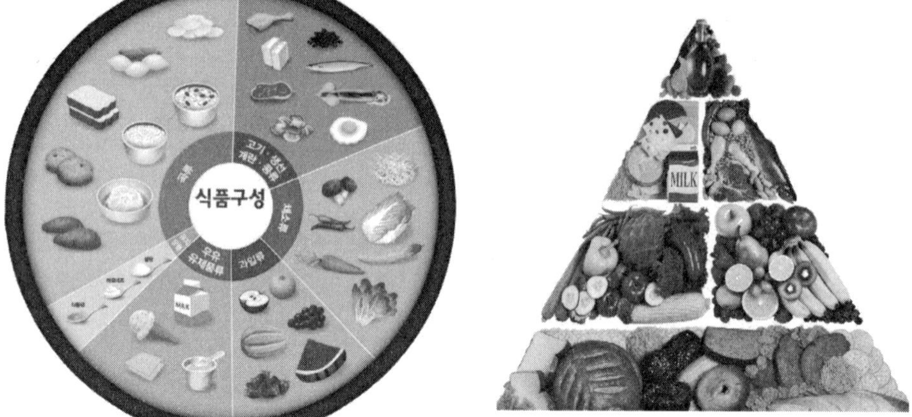

[그림 8-1] 기초식품군

영양적으로 우리 몸에 필요한 영양소를 골고루 구성하여 충분히 섭취하는 균형잡힌 식생활을 실천함으로써 적정 체중의 유지, 대사증후군 예방, 심뇌혈관질환의 위험 감소 등의 건강 효과를 기대할 수 있다. 이를 위해 과식, 수분 부족, 불규칙한 식사시간, 폭식, 야식, 인스턴트 음식을 피하는 것이 중요하다.

대사증후군은 심뇌혈관질환 및 당뇨병의 위험을 갖고 있는 상태를 말하며, 혈당 상승, 혈중 지질 이상, 혈압 상승, 체지방 증가 등이 주요 원인이 된다. 대사증후군을 예방하기 위해서는 염분, 당분, 동물성 지방의 섭취를 줄이고 단백질, 신선한 야채를 섭취해야 한다. 또한 건강을 유지하기 위해 수분을 충분히 섭취하고, 음식을 골고루 먹으며, 짠 음식과 자극적인을 음식을 피하고, 식사할 때는 먹는 것에만 집중하며, 오후 7시 이후에는 음식을 먹지 말고, 아침식사를 하는 것이 건강한 식습관이다.

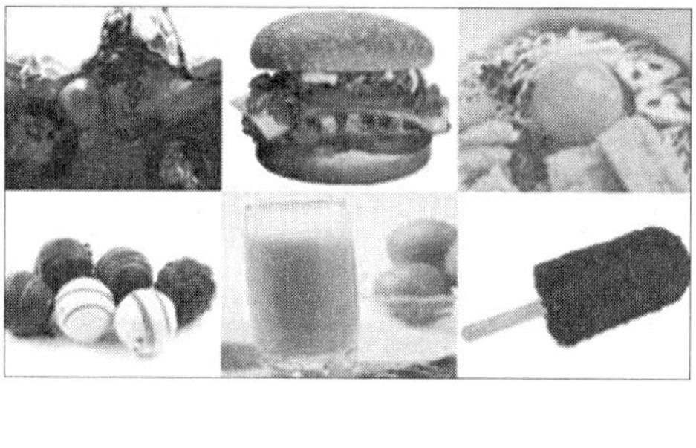

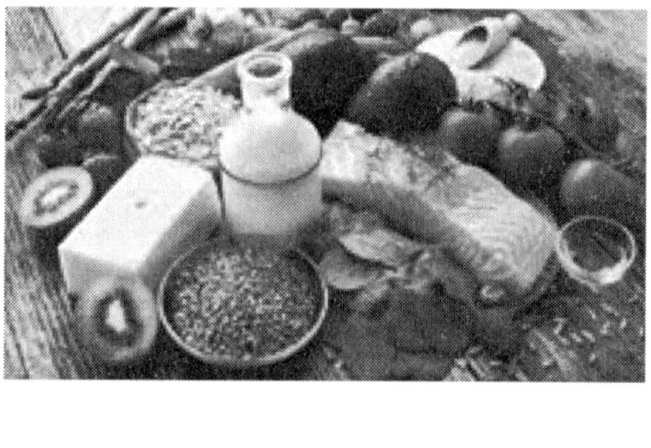

8.2. 주요 개념

1) 영양소

영양(nutrition)은 신체가 식품을 섭취하고 소화 · 흡수한 후, 생명유지 또는 근육활동에 필요한 열량을 공급하고, 각 조직 또는 기관의 성장, 유지, 보수 및 신체에 불필요한 대사물질을 체외로 배설하는 일련의 과정을 말한다. 영양소(nutrient)는 식품 속에 함유되어 체내에서 대사과정을 조절하며, 열량을 제공하고, 대사과정을 조절하여 생명을 유지하도록 돕는 성분을 말한다. 6대 영양소는 탄수화물, 지질, 단백질, 비타민, 무기질, 물이다. 필수영양소는 신체 내에서 합성되지 못하여 성장과 정상기능을 위해 반드시 식품으로서 공급되어야 하는 영양소를 말한다. 식품 속에는 수많은 화학물질이 존재하며, 인체 내에서 단독 또는 다른 물질과 합성되어 영양소로서의 역할하게 된다.

영양소는 기능에 따라 주로 에너지를 제공하는 영양소, 신체의 성장발달 및 유지에 중요한 영양소, 신체 대사과정을 조절하는 영양소로 분류된다.

[표 8-1] 영양소의 분류

구분		영양소	
에너지 영양소	탄수화물	포도당	
	지방(지질)	리놀레산, 리놀렌산	
	단백질 (아미노산)	히스티딘, 이소루신, 루신, 메티오닌, 리신, 페닐알라닌, 트레오닌, 트립토판, 발린	
조절 영양소	비타민	수용성 비타민	티아민, 리보플라빈, 나이아신, 판토텐산, 비오틴, 비타민 B6, 비타민 B12, 엽산, 비타민 C
		지용성 비타민	비타민 A, D, E, K
	무기질	다량 무기질	칼슘, 염소, 마그네슘, 인, 포타슘, 소디움, 황
		미량 무기질	크롬, 구리, 불소, 요오드, 철, 망간, 몰리브덴, 셀레늄, 아연
	물	물	

(1) 탄수화물

탄수화물은 체내의 가장 기본적인 열량영양소로서 가장 중요한 에너지 공급원의 역할을 한다. 소화가 쉽고, 체내에서 독성물질을 만드는 일이 적다. 탄수화물의 기본물질인 포도당은 광합성 작용에 의해 합성되어 식물의 뿌리, 열매, 줄기와 잎 등에 전분이나 섬유소

형태로 저장된다.

[표 8-2] 탄수화물 섭취와 관련된 건강문제

건강문제	특징
당뇨병	• 고혈당과 당뇨가 나타나는 만성 대사질환 • 췌장에서 분비되는 혈당조절 호르몬인 인슐린의 분비 감소 또는 인슐린의 작용에 문제가 생겼을 때 나타난다.
유당불내증	• 유당 분해효소(lactase)의 부족에 의해서 발생 • 소장에서 유당이 포도당과 갈락토오스로 분해되지 못하면, 체내로 흡수되지 않고 그대로 대장으로 가서 박테리아에 의해 발효되면서 산과 함께 가스를 생성한다. • 주요 증상 : 복강 내 가스, 헛배부름, 복통과 설사 등

(2) 지방

지방은 물에는 녹지 않고, 유기 용매에 녹는 물질이며, 상온에서 고체형태인 지방(fat)과 액체형태인 기름(oil)이 있다. 동물성 지방은 포화지방산 함량이 높아 실온에서 고체를 유지하나, 어유(생선기름)는 다가불포화지방산의 함량이 높아 실온에서 액체 상태를 유지한다. 식물성 지방은 불포화지방산 함량이 높아 실온에서 액체를 유지하나, 팜유 및 야자유는 포화지방산 함량이 높아 실온에서 고체 상태를 유지한다. 최근 식생활이 서구화되면서 지방의 섭취의 증가는 비만, 암, 동맥경화증 등의 만성 퇴행성질환이 증가시키고 있으나, 오메가-3 지방산은 심장순환계 질환예방, 암 발생 억제, 관절염 및 천식 완화 등의 건강효과가 있는 것으로 알려져 있다.

[표 8-3] 오메가-3 지방산의 생리적 효과

효과		작용기전
심장 순환계 질환예방	혈청지질 감소	• TG 감소, VLDL합성 감소 및 제거 증가 • 콜레스테롤 감소, LDL 감소, HDL 증가
	혈소판 기능 변화	• 혈소판 응집 감소, 혈액 응고시간 지연 • 혈액점도 감소
	혈관확장 및 혈압강하	• 혈관이완을 유도하는 아이코사노이드 생성
암 발생 억제		• 암세포의 산화적 손상 증가 • 성장촉진 PG 생성을 억제
관절염 및 천식 완화		• 염증 반응 억제 • 면역기능 강화

(3) 단백질

단백질은 우리 몸의 근육 또는 효소, 호르몬, 항체 등을 구성하는 주요 성분이며, 어원은 '생명유지에 으뜸 영양소'이다. 단백질이 부족할 경우 단백질 에너지 영양불량(protein-energy malnutrition, PEM) 증상이 나타난다. 어린이의 경우 성장의 저하를 가져올 수 있고, 성인의 경우 에이즈, 암, 결핵, 흡수불량증, 신장질환, 간질환, 식욕감퇴증이 심한 경우 2차 증상으로 단백질 결핍증이 나타나기도 한다. 양질의 단백질를 섭취해야 하는 사람은 어린이, 임신 · 수유부, 회복기의 환자, 소화 능력이 약해 양적으로 많이 먹을 수 없는 노약자 등이다.

(4) 비타민

비타민은 여러 식품에 소량씩 함유되어 있는 유기물로서 체내에서 합성하지 못하므로 건강유지를 위해 반드시 섭취해야 하는 필수영양소이다. 비타민은 수용성 비타민과 지용성 비타민으로 구분되며, 수용성 비타민은 티아민, 리보플라빈, 나이아신, 판토텐산, 비오틴, 비타민 B_6, 비타민 B_{12}, 엽산, 비타민 C 등이며, 지용성 비타민은 비타민 A, D, E, K 등이다. 비타민 섭취량이 부족할 경우 비타민 결핍증이 발생한다.

[표 8-4] 영양 위험군별 비타민, 무기질 보충제 사례

영양 위험군	보충제
비타민 및 무기질 결핍증 환자	해당 비타민 및 무기질
신생아	비타민 K(출혈방지)
불소강화 식수 미공급지역 주민	불소(충치예방)
절대 채식주의자	비타민 B_{12}, 비타민 D
임신부	철분, 엽산
혈액 손실이 큰 환자	철분
소식을 하는 노인	종합비타민 및 무기질
저열량식을 하는 비만환자	종합비타민 및 무기질
심장병 위험군	엽산, 비타민 E, 나이아신
골다공증 위험군	칼슘, 비타민 D

(5) 무기질

무기질은 체내의 여러 생리기능을 조절, 유지하는 역할을 하며, 필요량에 따라 다량 무기질과 미량 무기질로 분류된다. 다량 무기질은 칼슘, 염소, 마그네슘, 인, 포타슘, 소디움, 황 등이며, 미량 무기질은 크롬, 구리, 불소, 요오드, 철, 망간, 몰리브덴, 셀레늄, 아연 등이다.

(6) 물

고열, 설사, 과도한 발한이 장기간 지속될 경우 수분이 부족하여 탈수가 발생된다. 수분 소실이 2%일 경우 갈증이 생기고, 4%일 경우 근육 피로가 발생하며, 20%일 경우 사망에 이르게 된다. 심한 탈수 경험은 신장 기능의 영구적 손상을 초래할 수 있다.

(7) 식이섬유소

식이섬유소는 사람이 소화할 수 없는 다당류로서 사람에게는 셀룰로오스 분해효소가 없어서 흡수되지는 않지만 건강을 위해 필요한 영양소이다. 식이섬유소는 물에 녹는 가용성 섬유, 물에 녹지 않는 불용성 섬유가 있다. 주로 식물성 식품인 곡류, 채소, 과일에 들어 있다.

[표 8-5] 식이섬유소의 종류와 생리적 기능

성질	종 류	함유식품	생리적 기능
불용성	셀룰로오스, 헤미셀룰로오스, 리그닌	밀제품, 현미, 호밀, 쌀, 채소, 밀겨, 식물의 줄기	• 분변량 증가 • 장 통과시간 단축
수용성	펙틴, 검, 일부 헤미셀룰로오스, 뮤실리지	사과, 바나나, 감귤류, 보리, 귀리, 강낭콩, 씨앗	• 음식물의 위장 통과 속도 지연 • 포도당 흡수 지연 • 혈청 콜레스테롤 감소

2) 영양권장량

인간의 건강을 적절하게 유지해 주는 영양소에는 여러 가지 종류가 있으며, 사람마다 요구량이 다르다. 기존의 영양지식을 참고하여 대다수의 건강한 사람들이 충족할 수 있는 각 영양소의 섭취수준을 영양 권장량이라 한다. 영양권장량은 어떤 특수한 개인의 영양소 필요량을 의미하는 것이 아니고, 일정한 지역사회에 거주하는 대다수 사람들의 영양요구량을 만족시키기 위한 수준이므로 한 개인의 영양 상태를 판정하는 도구로는 적절하지 않으며, 국가 또는 지역사회에 거주하는 인구집단의 영양 상태를 평가하는 기준으로 활용된다.

사람들은 건강한 식습관, 규칙적이고 적절한 신체 활동, 비흡연과 같은 일련의 건강-증진 행동을 통하여 70세, 80세, 90세까지 건강한 상태를 유지할 수 있다는 증거가 있다. 최근 연구로 건강한 식습관, 신체 활동, 개인 실천 및 공공-기반 공중 보건 개입의 이익을 이해할 수 있게 되었다.

건강한 식습관과 신체 활동, 여기에 흡연 조절까지 더하면 비전염성 질병에 대한 심각해지는 위협을 억누르는 효과적인 전략의 구성 요소가 된다. 주요 비전염성 질병 예방을 위한 영양 섭취와 신체 활동 목표를 권장하고자 할 때, 개인 또는 집단을 위한 권장 사항에 다음 사항을 포함하는 것이 바람직하다.

▷ 권장 사항

- 에너지 균형과 적정 체중 달성
- 총 지방에서 에너지 섭취를 제한하고, 지방 소비를 포화 지방에서 불포화지방, 트랜스 지방산의 제거로 전환
- 유리당 섭취 제한
- 모든 음식으로부터 염분(나트륨) 소비 제한 및 옥화 처리 염분 섭취

3) 영양상태

(1) 영양 균형 상태

균형적인 영양상태는 식품을 골고루 섭취하여 인체에 필요한 모든 영양소들이 충분한 상태이다. 다시 말해 정상적인 대사가 이루어지고 있는 바람직한 영양상태, 체내에 영양소가 적당량 저장되어 있는 상태를 말한다. 균형적인 영양상태를 유지하게 되면, 신체가 건강하여 활발한 삶을 영위할 수 있고 질병에 대한 저항력이 강하여 수명이 길어지게 된다.

(2) 영양 불균형 상태

불균형적인 영양상태는 영양결핍 또는 영양과잉 상태이다. 식품으로 섭취된 영양소가 필요량을 충족시키지 못할 때 영양 결핍상태가 되고, 반대로 필요량 이상으로 영양소가 섭취되어 체내에 축적될 때 영양 과잉상태가 된다.

▷ 영양결핍

- 초기단계
  - 체내 영양소 저장량의 감소로 인하여 대사과정 지연, 효소활성 감소
  - 증상 : 피로감, 면역력 저하 등
- 지속단계
  - 피부, 머리카락, 손톱, 혀, 입 등의 임상증상 발현
  - (예) 철분 결핍 시 안색 창백, 빈혈 증상, 집중력 저하

▷ 영양과잉

- 장기간 과잉 섭취된 영양소의 체내 축적으로 인하여 독성 발생
- 비타민 A의 과잉섭취로 인한 건강문제: 간 손상, 구토, 현기증, 시력손상 등
- 비만 : 소비량보다 많은 에너지를 섭취하여 나타나는 영양불균형 상태

[표 8-6] 에너지 대사의 불균형이 신체에 미치는 영향

구분	음의 에너지 대사(섭취량 < 소모량)	양의 에너지 대사(섭취량 > 소모량)
체성분 변화	수분, 체지방, 체단백 소실	주로 체지방 축적
건강에 미치는 영향	의욕 소실, 면역기능 약화, 성장지연(영구적일 수도)	고혈압 등 심혈관계 질환, 당뇨병, 임신합병증

4) 식품첨가물

식품첨가물은 가공 · 보존 등의 목적으로 식품에 첨가하는 화학물질이며, 식품의 위생상태 유지 및 색, 맛, 모양 등의 상품적 가치를 향상시켜 준다. 최근 들어 식품의 유통범위가 확대되고, 가공식품이 증가됨에 따라 식품첨가물의 종류도 다양해지고 그 사용도 증가하고 있다. 반면 식품첨가물의 안전성이 확보되지 못하여 소비자의 불안 심리가 높아짐에 따라 천연식품을 선호하는 경향이 높아지고 있다. 한편 영양 불균형, 곰팡이, 박테리아 오염 등의 문제가 식품첨가물의 남용, 독성과 같은 유해성보다 더 심각할 수 있다.

▷ 식품첨가물의 유익성

다양한 식품첨가물의 사용은 향기롭고, 영양적으로 균형잡힌 식품을 만들 수 있으며, 간편하고, 다양한 기호를 반영한 식품을 저렴한 가격에 대량 생산하여 안전하게 유통시킬 수 있다.

▷ 식품첨가물의 유해성

한 가지 식품에서 섭취하는 식품첨가물의 양이 안전기준치를 넘지 않는다고 하더라도 여러 가공식품을 통해 과잉섭취가 될 수 있으므로 그에 따른 유해성이 누적되어 나타날 수 있다.

5) 영양 평가

영양 상태를 점검하기 위한 도구인 'DETERMINE Your Nutritional Health'의 점검 항목은 영양 상태의 위험 신호를 바탕으로 구성되었다. 구체적인 내용은 다음과 같다.

- Disease (질병)
- Eating pooly (부적절한 식사)
- Tooth loss/mouth pain (치아결손/구강통증)
- Economic hardship (경제적 어려움)
- Reduced social contact (대인접촉기회의 감소)
- Multiple medicines (다양한 약물의 복용)
- Involuntary weight loss/gain (원하지 않는 체중감소/증가)
- Needs assistance in self care (자기관리를 위한 필요 지원)
- Elder years above age 80 (80세 이상의 연령)

[표 8-7] 영양상태 점검을 위한 설문항목 및 위험평가 기준

설문 항목	예(점수)
나는 식사량이나 종류를 변화시켜야 했던 질병을 가지고 있다.	(2)
나는 하루에 2회 미만의 식사를 한다.	(3)
나는 과일 또는 야채, 유제품을 거의 먹지 않는다.	(2)
나는 맥주 또는 소주, 와인을 거의 매일 3번 이상 마신다.	(2)
나는 음식을 먹기 어려울 정도의 치아 또는 구강 문제를 가지고 있다.	(2)
나는 필요한 식품을 살 수 있는 돈을 충분히 갖고 있지 않다.	(4)
나는 거의 항상 혼자 식사를 한다.	(1)
나는 처방약 혹은 일반약을 3가지 이상 복용하고 있다.	(2)
나는 원하지 않았지만, 지난 6개월 동안 체중이 4.5kg 이상 줄거나 늘었다.	(2)
나는 혼자 장을 보거나 요리하고 식사할 수 있는 신체상태를 가지고 있지 않다.	(2)

합 계	
〈자신의 영양 점수〉 0–2 [양호한 상태] 6개월 후 영양 점수를 다시 측정해 보세요. 3–5 [조금 위험한 상태] 식습관과 생활양식에서 개선해야 할 점을 찾아보세요. 영양개선 프로그램 또는 보건소 등의 도움을 받아보세요. 6 이상 [매우 위험한 상태] 의사 또는 다른 의료인 등과 상의해 보세요. 영양상태를 개선하기 위해 필요한 사항을 문의해 보세요.	

8.3. 건강 효과

식습관은 건강문제를 일으키는 주요 요인 중 하나이며, 심장질환, 암, 뇌졸중, 당뇨병, 동맥경화증, 간질환 등의 사망과 밀접한 관련성을 갖고 있다. 건강한 식습관의 핵심은 '적정량을 선별해서 여러 가지를 균형있게' 섭취하는 원칙이다. 한 번에 먹는 양을 줄이고, 설탕, 포화지방, 소금을 적게 섭취하며, 섬유질 및 과일, 야채를 많이 섭취하는 것이 필요하다.

고령층의 경우 부적절한 식품섭취, 식욕 소실, 갈증감각 저하, 치아문제, 신체 상태, 알코올 중독, 치매 등의 정신질환, 인내력 부족, 우울, 약물과다복용, 사회적 고립, 빈곤, 의료적 문제 등은 영양불균형을 초래할 수 있다. 특히 과음은 알코올의 체내 작용으로 식욕을 저하시키고, 다른 식품의 영양소 흡수와 이용을 방해하여 영양의 균형을 깨뜨린다.

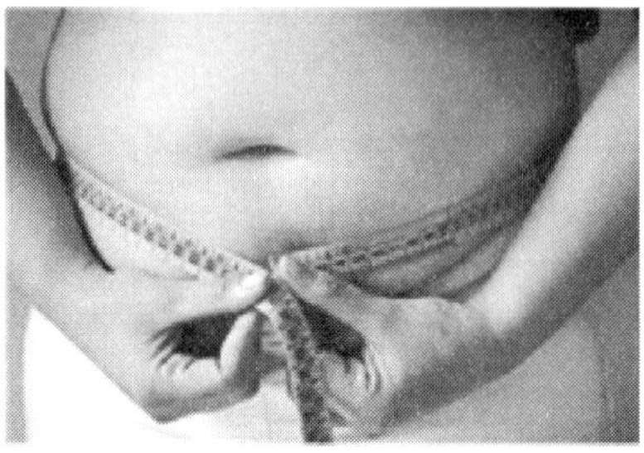

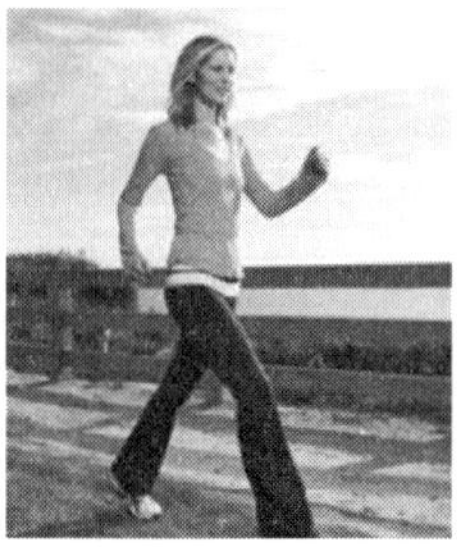

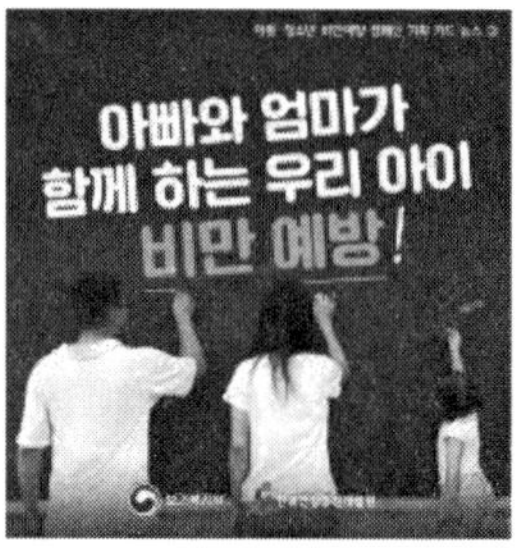

만성질환 예방을 위한 영양 프로그램은 영양성분 또는 칼로리의 조절에 중점을 두고 있으며, 사회적 관계형성 및 지원체계를 활용하여 식생활개선의 중요성을 홍보하는 것이 필요하다. 또한 생애주기별 영양관리사업은 균형잡힌 식생활 실천을 유도하고, 만성질환 예방 및 건강수준 개선, 삶의 질 향상을 도모한다. 특히 건강관리의 사각지대로 있는 저소득

층, 외국인 노동자, 결식아동, 독거노인 등 취약계층의 영양부족, 영양불균형 문제를 해결하기 위한 지원이 필요하다.

▷ 식생활의 기본 원리

- **균형** : 모든 영양소들을 균형있게, 적시에 적절히 공급해 주어야 생활의 원동력을 제공하는 대사활동과 에너지 생산이 가능해진다.
- **적정** : 우리 몸이 필요한 만큼 필수 영양소를 충분히 공급해야 한다.
- **절제** : 지방, 소금, 설탕 등을 과다하게 섭취해서는 안 된다.
- **다양성** : 여러 가지 식품을 고루 섭취하여 다양한 영양소를 공급한다.

▷ 건강한 식사

균형잡힌 영양소를 공급할 수 있는 규칙적인 식습관을 형성하기 위해서는 인체에 필요한 영양소를 골고루 섭취할 수 있는 식단을 구성하는 것이 중요하다. 환경의 변화에 적절히 대응하기 위해서는 계절에 따라 필요한 영양소를 보충할 수 있는 식사가 제공되어야 한다.

- 봄 (3–5월) : 겨울동안 섭취가 부족했던 비타민, 무기질, 섬유소를 충분히 섭취하기 위해 쑥, 미나리, 달래, 냉이 등의 봄나물을 활용한 식단을 작성하는 것이 바람직하다.
- 여름(6–9월) : 한여름의 폭염으로 인하여 떨어진 체력을 증진시키기 위해 단백질과 비타민을 충분히 섭취하는 것이 좋다. 몸과 마음이 지치기 쉬운 여름에는 육개장, 매운탕, 삼계탕이 대표적인 보양식이며, 시원한 냉국 등을 섭취하여 땀으로 손실된 수분을 보충하는 바람직하다.
- 가을(9–11월) : 기온 차이가 커지는 계절이기 때문에 탕과 찌개, 전골 등의 따뜻한 음식으로 식단을 구성하는 것이 좋다.
- 겨울(12–2월) : 연말연시를 통해 가족과 주변 사람들이 함께 식사를 나누며, 정을 확인할 수 있는 계절이므로 전통음식과 전통간식 등을 활용하여 모임 또는 파티 음식으로 마련하는 것도 좋다.

8.4. 건강한 식생활 실천 계획

1) 목표 설정

식습관과 관련된 범세계적 목표는 첫째, 개인, 지역사회, 국가, 세계적으로 불규칙한 식습관을 감소시키고, 둘째, 신체 활동 부족을 개선하며, 셋째, 그로 인한 질병과 사망률을 줄일 수 있는 환경을 조성하여, 넷째, 건강을 향상시키고 보호하는 것이다. 범세계적 전략의 주요 목적은 다음과 같다.

- 건강에 이롭지 못한 식습관, 신체활동 부족으로 인한 만성질환의 위험 요인을 공중보건 활동과 건강증진 및 질병예방 대책으로 감소시킨다.
- 식습관과 신체 활동이 건강에 미치는 영향 및 예방적 중재의 긍정적인 영향에 관한 관심과 이해의 수준을 높인다.
- 식습관을 개선하고, 신체활동을 증진시키기 위해 개인, 사회, 공공-민간부문이 함께 참여하는 지속 가능하고 포괄적인 지역사회, 국가, 범세계적 수준의 건강 정책과 실천방안을 개발하여 수행을 강화하고 독려한다.
- 식습관과 신체 활동에 관한 과학적 자료와 주요 영향을 주시하고, 중재 효과를 평가하기 위한 연구지원 및 건강수준 향상을 위한 인적 자원을 증원하여 배치한다.

▣ 한국인을 위한 식생활 목표

- 에너지와 단백질은 권장량에 알맞게 섭취한다.
- 칼슘, 철, 비타민 A, 리보플라빈의 섭취를 늘린다.
- 지방의 섭취는 총에너지의 20%를 넘지 않도록 한다.
- 소금은 1일 10g 이하로 섭취한다.
- 알코올의 섭취를 줄인다.
- 건강 체중(18.5≤BMI<25)을 유지한다.
- 바른 식사 습관을 유지한다.
- 전통 식생활을 발전시킨다.
- 식품을 위생적으로 관리한다.
- 음식의 낭비를 줄인다.

2) 실천 계획

(1) 식생활 권고안

▷ 여러 가지 식품을 골고루 먹는다.

- 다양한 식품을 선택하여 체내에서의 역할이 다른 여러 영양소를 균형있게 섭취한다.
- 비타민, 무기질, 식이섬유가 많은 채소, 과일 및 해조류를 충분히 먹는다.
- 우리 국민들에게 부족하기 쉬운 칼슘과 리보플라빈(비타민 B2)을 많이 함유한 우유 또는 우유가공식품을 먹는다.
- 지방의 섭취는 총열량의 20% 정도로 한다.
- 백미보다는 현미를, 쌀밥보다는 잡곡밥을 많이 먹는다.

▷ 정상체중을 유지할 수 있도록 알맞게 먹는다.

- 알맞게 먹고 신체활동을 활발히 하여 정상체중을 유지한다.
- 과식, 결식이나 폭식을 하지 않는다.
- 지방이 많은 음식의 섭취를 절제하고, 육류 이외의 생선, 알류 등을 골고루 먹는다.
- 열량만 많이 있는 단 음식, 자극성이 많은 청량음료 등의 섭취를 절제한다.

▷ 식사는 규칙적으로 즐겁게 한다.

- 식사는 일상생활의 원동력이므로 하루에 세끼를 규칙적으로 한다.
- 즐거운 식사를 통하여 생활의 안정을 얻는다.
- 음식은 천천히 잘 씹어서 먹는다.
- 식사시간을 가정생활의 구심점으로 하여 가족 간의 대화와 화합의 시간으로 만든다.

▷ 음식은 되도록 싱겁게 먹는다.

- 고혈압 등의 만성질환의 위험요인인 소금을 하루에 5g 이하로 섭취 하도록 노력한다.
- 저장식품을 지나치게 짜게 만들지 않는다.
- 가공식품은 보통 나트륨 함량이 높으므로 적게 먹는다.
- 다양한 재료와 조리법으로 소금의 과다섭취요인을 줄인다.
- 식탁에서 소금이나 간장을 넣는 습관을 없앤다.

▷ 과음을 하지 않는다.

- 지방간, 간경변 등의 원인이 되고 간암의 위험요인이 되는 알코올의 섭취를 줄인다.

(2) 한국인을 위한 식생활 지침

- 곡류, 채소 · 과일류, 어육류, 유제품 등 다양한 식품을 섭취하자.
- 짠 음식을 피하고, 싱겁게 먹자.
- 건강 체중을 위해 활동량을 늘리고, 알맞게 섭취하자.
- 식사는 즐겁게 하고, 아침을 꼭 먹자.
- 술을 마실 때는 그 양을 제한하자.
- 음식은 위생적으로, 필요한 만큼 준비하자.
- 밥을 주식으로 하는 우리 식생활을 즐기자.

(3) 식단 작성 시 주의사항

가장 이상적으로 균형잡힌 식품섭취를 하는 것은 5가지 기초식품군을 개인에게 권장하는 분량을 고려하여 적당한 양을 먹는 것이다. 이것이 어려울 때에는 매끼마다 5가지 기초식품군이 함유된 음식을 빠뜨리지 않고 골고루 먹도록 하는 것이 좋다. 식단을 작성할 때는 영양성, 경제성, 기호성, 편이성, 안정성을 고려하도록 한다.

- **영양성** : 5가지 식품이 매끼 골고루 들어가게 하되, 개인의 연령, 성별, 직업, 활동량 등을 고려하여 식단을 작성해야 한다.
- **경제성** : 가족의 수입을 고려하여 식품을 선택하고, 계절에 맞는 식품을 사용해야 한다.
- **기호성** : 개인의 기호를 고려한 음식의 조리법, 맛, 냄새, 질감 등을 선택해야 한다.
- **편이성** : 음식을 준비하는 시간과 노력을 고려한 방법을 선택해야 한다.
- **안전성** : 건강에 안전한 식품을 선택하고, 식중독의 위험이 있거나, 건강에 해를 줄 수 있는 물질이 포함되지 않도록 유의해야 한다.

제9장

스트레스 관리

9.1. 필요성

정신건강이란 한 개인이 자기 능력을 최대한 발휘하고 환경에 대해 적응하며, 일상생활에서 독립적, 자주적, 건설적으로 처리해 나갈 수 있고, 질병에 대한 저항력과 정신적 성숙, 원만한 가정생활과 사회생활을 할 수 있는 상태를 말한다. 다시 말해 스트레스에 적응해 나가는 능력, 건전한 사고 능력과 안정된 가치관을 가진 상태를 말한다.

스트레스는 어떤 요구에 대한 정신과 신체의 각성반응을 말하며, 스트레스는 생활 속에서 항상 존재하며, 인간은 끊임없이 각성상태에서 생각하고, 느끼고, 행동한다. 이런 의미에서 스트레스는 삶의 한 부분이 된다. 변화란 우리에게 적응을 요구하므로 어떠한 변화도 스트레스를 발생시킬 수 있다. 일반적으로 스트레스는 삶의 압박감과 사건들에 대한 부정적인 측면을 뜻하나, 적당한 스트레스는 생활의 활력소가 되기도 한다. 스트레스가 일정 수준까지 증가하는 것은 수행능력과 효율성을 증가시켜 유용할 수 있으나, 지나치게 스트레스가 쌓이게 되면 적응능력이 떨어져 부정적인 영향을 나타낼 수 있다.

스트레스란 그 원인이 되는 스트레스 인자에 대한 신체의 반응을 말한다. 즉 위협적인 환경에 대한 인간의 반응으로 볼 수 있다. 인체는 다양한 사건에 적응하여 신체적, 심리적 안정 또는 평형상태를 유지하려고 노력한다. 스트레스 인자는 이러한 인체의 항상성을 깨뜨리고, 이로 인하여 인체는 공격 및 회피반응을 위한 기전을 준비하게 된다. 일반적으로 스트레스의 원인은 질병, 경제적인 어려움, 가정문제, 대인관계, 임신 · 출산 · 육아, 직장생활, 주거환경, 학업 또는 진학, 취업 등이며, 성별, 연령별, 거주 지역별로 서로 다른 양상을 보인다.

▷ 스트레스

- 정신과 신체의 각성 반응
- 스트레스 인자에 대한 신체의 반응
- 위협적인 환경에 대한 인간의 반응

스트레스에 직면하면 신체는 뇌에서 교감신경계를 활성화하여 아드레날린(adrenaline)을 분비하여 심박동, 혈압, 호흡, 대사를 증가시키고, 근육으로의 혈류를 증가시킨다. 반면 스트레스에 대한 적절한 적응이 이루어지면 분비된 아드레날린(adrenaline)을 소진되고 신체의 활력수치는 정상으로 돌아오게 되지만, 증가된 아드레날린(adrenaline)을 소진하지 못하게 되면 한 동안 흥분하고 화를 내게 된다. 이러한 바람직하지 않은 스트레스 상황에 자주 직면하게 되면 스트레스에 대한 생리적 반응과 부정적인 생활습관(흡연, 편식 등)이 형성되어 고혈압, 심장질환, 관절염, 천식, 소화성 궤양 등을 일으키고, 만성 스트레스는 우울증과 불안장애, 기억력 감퇴, 학습장애 등을 발생시키게 된다. 한편 스트레스에 대한 잘못된 믿음을 갖고 있을 때 스트레스에 대한 대처능력을 감소시킬 수 있다.

▷ 스트레스에 대한 잘못된 믿음

- 모든 스트레스는 나쁘다.
- 스트레스 관리는 스트레스를 없애는 것이다.
- 사람들은 전력을 다하면 어려운 상황에 반드시 성공적으로 적응할 수 있다.
- 스트레스에 대해서는 할 수 있는 것이 아무것도 없다. 온통 스트레스뿐이다.
- 나는 성공하기 위해서 반드시 스트레스를 받아야 한다.
- 행복한 삶이란 스트레스 요인이 전혀 없는 상태이다.
- 이 상황(직업을 바꾸기, 배우자를 떠나기, 상사를 바꾸기)에서 벗어나기만 하면, 나의 스트레스는 없어질 것이다.
- 스트레스를 조절하기 위해 타협하는 사람은 무능력자이다.
- 신체적 운동은 스트레스를 대처하는 데 이용될 수 있는 에너지를 고갈시킨다.
- 스트레스는 단지 어른들에게만 영향을 준다.

9.2. 주요 개념

1) 스트레스와 비합리적인 사고

스트레스 수준은 자동적 사고, 인지적 왜곡과 같은 비합리적인 사고 과정을 통해 높아질 수 있다. 자동적 사고(automatic thought)는 지각된 스트레스 유발인자에 대한 반사적 반응으로 즉각적이고 왜곡되고 부정적인 사고이고, 무의식적, 습관적으로 나타나는 반사적 반응이다. 예를 들어 극장에서 누군가 친구와 계속 잡담을 하고 있다면, "참을 수 없어!", "아니, 이런 일이!", "왜, 하필 내 앞에서", "왜, 항상 나에게만 이런 일이 일어나지" 등의 부정적 사고를 하게 된다. 일반적인 인지적 왜곡들은 흑백 논리, 지나친 일반화, 사고의 부정적 여과, 긍정적인 면의 평가절하, 지나친 속단, 과장, 감정적 추론, 꼬리표 달기, 귀인화와 비난 등으로 나타난다. 예를 들어 면접에 불합격했을 때, 평생 실업자로 살 것이라는 일반화시키는 생각, 시험 점수에 대해 "60점밖에 못 받았어"라고 부정적으로 생각하는 경향, "나는 바보야", "나는 멍청해"라고 자신을 평가 절하하는 생각들이 스트레스 수준을 높일 수 있다.

또한 우울감, 죄책감, 분노, 적개심, 공포, 불안, 자존감 저하 등의 감정이 스트레스 수준을 높이는데 기여하는 것으로 알려져 있다. 상실감, 좌절감, 절망감 등으로 인한 우울감은 스트레스를 수준을 높이고, 특정한 사람 또는 사물, 상황 등에 대한 강렬한 불쾌감은 무기력감, 불안정감, 실망, 공포의 감정을 발생시켜 스트레스 수준을 높인다.

▷ 감정과 스트레스

- **우울감** : 상실감, 좌절감, 절망감 등
- **죄책감** : 자기 비난 → 자책, 후회감 → 죄책감 → 자기 처벌
- **분노** : 특정한 사람 또는 사물, 상황 등에 대한 강렬한 불쾌감
  → 무기력감, 불안정감, 실망, 공포의 감정 발생
- **적대감** : 적대, 대립 또는 사고, 원리에 대한 저항
  → 타인의 본질과 의도에 대한 냉소 또는 불신
  → 분노의 감정을 노골적이고 공격적인 행동으로 표현
- **공포** : 현실적이며 위험에 대한 경각심과 경고를 줌.
- **신경증적 불안** : 비현실적이며 왜곡된 사고에서 생겨남.
- **자존감 저하** : 자신의 성취를 넘어서는 기대에서 기인함.

→ 자신감 결여, 불안, 질투심, 무능감, 분노, 적대감 표현

2) 스트레스 적응 단계

모든 사람들이 똑같은 상황의 스트레스를 겪는다고 해도 같은 반응을 일으키지는 않는다. 이는 스트레스 상황 자체가 서로 다르고, 그 상황에 대한 개개인의 주관적 의미가 다르기 때문이다. 즉 스트레스에 대한 대처능력은 사람마다 차이가 있어 스트레스에 상당히 취약한 사람도 있고, 스트레스를 잘 이겨내는 사람도 있다.

스트레스에 대처능력이 뛰어난 사람들은 스트레스를 위기상황으로 보지 않고 새로운 기회 또는 도전으로 생각하여 자신의 삶에 적극적으로 관여하여 열정을 갖고 모든 일에 최선을 다하는 모습을 보인다. 즉 스트레스를 이겨내기 위해 도전(challenge)하여 조절(control)하고 수행(implement)하는 특성을 보이고, 친밀감(closeness)을 통해 원만한 대인관계와 사회적 지지를 얻어낸다.

▷ 스트레스에 대한 일반적인 적응단계는 다음과 같다.

- 1단계 : 경계(alarm) 단계, 신체의 자원을 재정비하기 위한 단계
- 2단계 : 저항(resistance) 단계, 스트레스 요인에 적응하기 위한 단계
- 3단계 : 탈진(exhaustion) 단계, 스트레스 요인에 공격이나 회피가 모두 불가능한 단계

▷ 스트레스에 대한 심리적 반응에 영향을 미치는 요인

- 스트레스 인자의 종류, 크기, 노출 횟수
- 정서적인 소인(감수성 등)과 자존감
- 성격

3) 대처

대처(coping)는 개인의 내적 요구와 환경적 요구 사이의 갈등이 개인의 대응능력을 초과하거나 부담이 될 때, 이를 해결하려고 노력하는 역동적 과정을 말한다. 일반적으로 스트레스에 대한 대처방식은 첫째, 문제중심적 대처방법으로 스트레스를 일으키는 상황 또는 문제를 변화시키는 방식이고, 둘째, 정서적 대처방법으로 스트레스를 일으키는 상황보

다는 그 상황에서 경험하는 정서적 반응을 조절하는 방식이다.

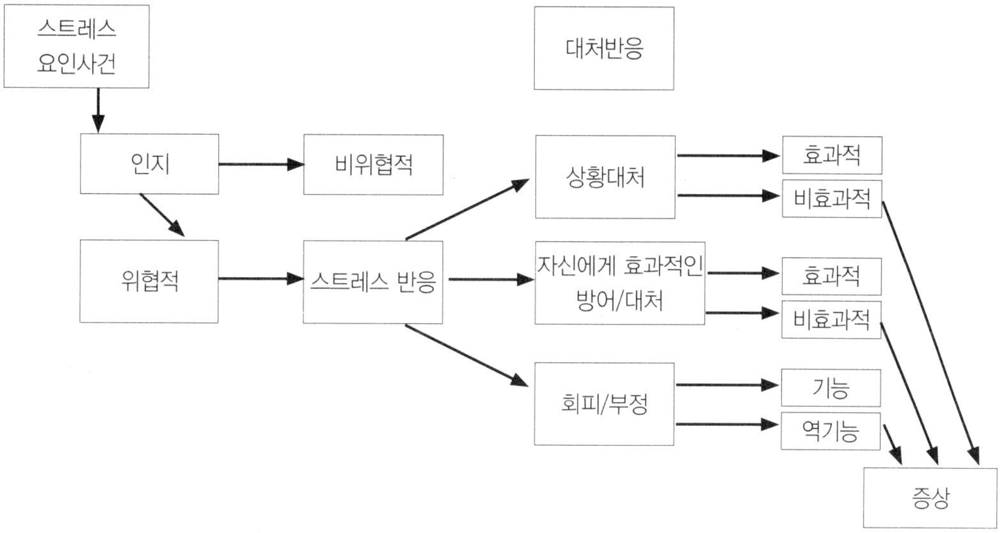

[그림 9-1] 스트레스 주기: 5단계 모형

문제중심적 대처방법이 정서적 대처방법보다 효과적이나 상황에 따라 두 가지 대처방법이 모두 활용되기도 한다. 반면 무엇보다 소극적이고 억압적, 회피적인 대처방식은 적극적이고 긍정적인 대처방식보다 스트레스 자극에 부정적인 결과를 초래할 수 있으므로 긍정적인 믿음, 문제해결능력, 의사소통기술, 사회적 지지, 규칙적인 운동실천 등과 같은 대처자원(coping resources)을 활용하는 것이 스트레스를 극복하는데 도움을 준다.

▷ 대처와 문제해결

- 미루기
- 직접적인 실행
- 득실 고려하기
- 이완
- 재구성 : 상황에 대해 다시 정의하기
- 긍정적 문구
- 사회적 지지 : 가족, 친구, 직장 동료, 전문가 등
- 영적인 믿음
- 감정 정화 : 감정 발산

- 일기 쓰기
- 수용

4) 평가 도구

스트레스를 측정하는 방식은 첫째, 환경에서 오는 자극인 스트레스 요인(stressor)을 측정하는 외부적 관점, 둘째, 스트레스에 반응하는 생리적 반응을 측정하는 내부적 관점, 셋째, 스트레스를 외부환경과 인지 간의 상호작용으로 해석하는 전이적 관점으로 구분된다.

환경에서 오는 자극을 강조하는 외부적 관점은 과거의 스트레스를 유발하는 사건을 측정하거나 일상적인 스트레스를 측정하는 방식이며, 스트레스에 반응하는 생리적 반응과 같은 내부적 관점은 교통정체로 인하여 화가 나고 걱정이 되고 분노를 발생하는 수준을 측정하는 방식이다.

스트레스를 외부환경과 인지 간의 상호작용으로 해석하는 전이적 관점은 교통정체가 걱정, 분노를 일으켜 스트레스 수준을 상승시키나, 심호흡 등을 통해 스트레스의 상승을 멈출 수 있는 적응력을 측정하는 방식이다. 즉 공격이나 회피반응을 일으키지 않고 스트레스 요인을 통제할 수 있다.

▷ 스트레스 요인에 대한 평가

죽음, 질병, 이혼, 이직 등과 같은 주요 생활사건은 개인의 생활양식을 변화시키고 질병을 일으키는 원인이 된다. 스트레스 요인들은 각기 강도에 차이가 있으며, 스트레스 강도의 합은 질병의 수준 및 이환기간과 관련성이 깊다. 일상생활 속에서 발생할 수 있는 스트레스 상황들을 생활변화량으로 규정하고 스트레스 강도를 평가할 수 있다. 이때, 사회 재적응 평가척도를 활용하여 지난 1년간 경험한 생활변화량을 측정한 결과, 총점이 200점을 넘는 경우 질병 발생의 위험이 높은 것으로 평가한다.

▷ 스트레스 반응에 대한 평가

상황과 관계없이 자신의 반응을 측정하여 스트레스의 수준을 측정하는 방법이며, 각 영역(신체, 행동, 심리 · 감정)별 항목 중에서 4개 이상이 해당되면 스트레스 수준이 심각한 것으로 평가할 수 있다.

[표 9-1] 사회 재적응 평가척도

사건	충격척도
배우자 혹은 사랑하는 사람의 죽음	100
이혼	73
별거	65
가까운 친척의 죽음	63
자신의 상해와 질병	53
결혼	50
실직	47
가족의 건강변화 혹은 행동상의 큰 변화	44
임신	40
성생활의 문제	39
새로운 가족구성원이 생김.	39
직업 적응	39
재정적 상태의 변화	38
가까운 친구의 죽음	37
다른 부서로 배치되는 것	36
배우자와의 언쟁의 증가	35
많은 액수의 부채	31
부채가 노출된 경우	30
자녀가 집을 떠나는 것	29
시집식구 혹은 처가식구와의 갈등	29
뛰어난 개인적 성취	28
아내가 취직을 하거나 반대로 일을 그만두는 상황	26
입학과 졸업	26
생활환경의 변화	25
습관을 고치는 것	24
직장상사와의 갈등	23
전학	20
취미활동의 변화	19
종교활동의 변화	19
사회활동의 변화	18
소액의 부채	17
수면습관의 변화	16
가족이 함께 모이는 횟수의 변화	15
식사습관의 변화	15
방학	13
크리스마스	12
가벼운 법규 위반	11
총점 200점 이상이면 질병을 일으킬 확률이 아주 높음.	

[표 9-2] 자신의 반응에 대한 평가척도 도구

영 역	항 목
신체상의 징조	숨이 막힌다. 목이나 입이 마른다. 불면증이 있다 편두통이 있다. 눈이 쉽게 피로해진다. 목이나 어깨가 자주 결린다. 가슴이 답답해 토할 기분이다. 의욕이 떨어진다. 변비나 설사가 있다. 신체가 나른하고 쉽게 피로를 느낀다.
행동상의 징조	반론이나 불평, 말대답이 많아진다. 일의 실수가 증가한다. 주량이 증가한다. 필요 이상으로 일에 몰입한다. 말수가 적어지고 생각에 깊이 잠긴다. 수가 많고, 말도 되지 않는 주장을 펼칠 때가 있다. 사소한 일에도 화를 잘 낸다. 화장이나 복장에 관심이 없어진다. 사무실에서 개인적인 전화를 하거나 화장실에 가는 횟수가 증가한다. 결근, 지각, 조퇴가 증가한다.
심리 · 감정상의 징조	언제나 초조해하는 편이다. 쉽게 흥분하거나 화를 잘 낸다. 집중력이 저하되고 인내력이 없어진다. 건망증이 심하다. 울하고 쉽게 침울해진다. 뭔가를 하는 것이 귀찮다. 매사에 의심이 많고 망설이는 편이다. 하는 일에 자신이 없고 쉽게 포기하곤 한다. 무언가 하지 않으면 진정할 수가 없다. 성급한 판단을 내리는 경우가 많다.

• 각 영역별로 4개 이상의 항목이 체크되면 스트레스 수준이 심각한 것으로 평가함.

9.3. 건강 효과

스트레스의 증상은 신체적 증상, 정서적 증상, 인지 능력의 변화, 일상생활의 변화, 행동적 특성 등으로 나타난다. 신체적 증상에는 입과 목이 마름, 심장의 두근거림(심계항진), 소변이 자주 마려움, 설사와 변비, 두통, 안면홍조, 식은 땀, 불면증, 피로감, 목과 어깨의 결림, 요통과 흉통, 식욕의 변화, 소화불량, 면역력 저하 등이 있다. 정서적 증상에는 불안, 우울, 기분변화, 신경과민, 자존심 저하, 흥분, 분노, 좌절감, 공격심, 적대감, 죄책감, 인내심 부족 등이 있고, 인지 능력의 변화에는 주의집중력 저하, 건망증, 기억력 감소, 혼동, 판단력 저하 등이 있다. 일상생활의 변화에는 1가지 생각에 집착함, 유머감각 상실, 잦은 실수, 대인관계의 변화 등이 있고, 행동적 특성에는 신경질적인 습관(손톱깨물기, 발떨기), 섭취량 증가, 흡연, 과도한 알코올 섭취, 약물남용, 욕설, 폭력 등이 있다.

스트레스로 인해 발생되는 신체적 질환에는 고혈압, 당뇨, 협심증, 관상동맥질환, 뇌졸중, 위 · 십이지장 궤양, 관절염, 암, 편두통, 긴장성 두통, 알레르기, 천식 등이 있고, 정신적 질환에는 우울증, 공항장애, 외상 후 스트레스 장애, 적응장애 등이 있다.

9.4. 스트레스 관리 계획

1) 스트레스와 대응 간의 상호역동이론

스트레스 상황에 대응하는 과정은 개인과 환경 사이의 상호 역동적 작용에 의해 이루어지는 결과이다. 즉 적응은 스트레스 상황에 대한 인지적 평가(1차, 2차적 평가) 및 문제관리, 감정 조절, 긍정적 재평가를 통해 얻게 되는 결과이며, 이러한 대응 결과는 개인의 대응 유형, 성향 및 대처자원의 활용수준 등에 따라 영향을 받는다.

스트레스에서 대응은 개인이 스트레스 상황에 적응하기 위해 쏟는 노력을 의미하며, 그 방식은 사람마다 각기 다를 수 있다. 스트레스를 예방하거나 회피, 통제하기 위해 첫째, 스트레스 상황을 제거하거나 변화시키는 방법, 둘째, 스트레스 상황이 주는 의미를 의식적으로 축소하거나 긍정적으로 해석함으로써 문제가 내포하는 의미를 통제하는 방법, 셋째, 스트레스 자체를 통제하는 방법을 활용한다.

(1) 인지적 평가

▷ 1차적 평가

- 특정 상황을 자신과 관련지어 평가한다.
- 스트레스 대응에 영향을 미치는 요소

– 스트레스 상황의 민감성 또는 심각성
– 개인의 목표 및 관심사와 스트레스 요인 간의 동기 관련성
– 스트레스 발생원인

▷ 2차적 평가

- 특정 상황 속에서 자신이 할 수 있는 것을 평가한다.
- 스트레스 대응에 영향을 미치는 요소
  – 스트레스 상황에 대한 통제능력
  – 위협상황에 대한 감정통제능력
  – 대처자원 활용에 관한 자기효능감

(2) 대처(대응) 노력

대응노력(coping efforts)은 스트레스 상황에 직면했을 때 개인이 스트레스 요인에 대해 감정적, 기능적으로 반응하는 대처방안을 말한다. 대응노력은 스트레스에 대응하는 중재과정이며, 스트레스 상황 및 대처자원을 활용하는 개인의 노력에 따라 대응결과(적응)가 달라질 수 있다.

▷ 문제지향적 대응전략(problem–focused strategies)

- 문제 관리
- 스스로 상황 변화를 추진할 있다고 판단할 때 활용하는 전략
- 문제가 되는 행동의 변화 또는 환경적 조건의 변화
- 과정 : 문제 정의 → 해결방안 모색 → 비용효과 분석 → 행동 선택
- 접근방안
  – 환경적 압력, 장애, 자원, 과정 등의 변화를 추구하는 것
  – 새로운 행동 기준의 개발, 기술과 과정의 습득, 기대수준의 조정 등 자신의 동기와 인지적 변화를 도모하는 것

▷ 정서지향적 대응전략(emotion–focused strategies)

- 감정 조절
- 환경적 조건에 대해 스스로 아무것도 할 수 없다고 판단할 때 활용하는 전략
- 스트레스로부터 발생되는 정서적 고통의 통제 및 삶과 환경의 변화

• 과정 : 부정 또는 의미 축소
  → 선택적 주의집중 또는 회피
  → 긍정적인 의미 탐색
• 접근방안 : 요가, 명상, 음악 감상, 운동 등을 통해 스트레스 감소

▷ 의미중심대응(meaning-based coping)
• 스트레스 상황에 대한 종교적 해석 또는 영적 믿음의 의미 부여 및 수용
• 긍정적 재평가, 재조정된 목표들, 영적인 믿음, 긍정적인 사건

▷ 대처자원(coping resources)
• 스트레스에 대응할 때 활용하는 개인적, 사회적 대응 자원
• 스트레스 요인에 반응할 때 활용 전략의 선택 또는 효과성에 기여
• 대처자원 : 긍정적 신념, 문제해결능력, 사회적 기술, 사회적 지지, 물질적 자원 등

(3) 완화요인

▷ 대처(대응) 유형(coping style)
• 스트레스 상황에 따라 변화하지 않는 개인의 대응 성향
• 스트레스 대응과정과 결과에 영향을 주는 완화요인(moderators)
• 개인의 대응 유형에 따른 스트레스 상황에 대한 판단과 대응행동 차이
• 긍정적인 대응 유형
  – 미래지향적인 사고
  – 뚜렷한 삶의 목적, 높은 만족도
  – 강한 내적 통제위(internal locus of control)

▷ 낙관주의
• 긍정적 경향의 낙관적인 소인
• 활동적인 대응전략과 고통이 적은 대응전략 활용

▷ 정보검색
• 정보검색을 통한 긍정적 또는 부정적 대응결과를 예측하기 어렵다.

- 과도한 정보검색은 공포, 불안, 위협감 등을 증가시킬 수 있다.
- 단기간의 정보수집 욕구가 충족된 경우 능동적인 대처가 강화될 수 있다.
- 개인의 대응 유형에 따라 동일한 메시지 또는 정보도 서로 다른 대응 결과를 가져온다.

▷ 사회적 지지

- 스트레스를 완화시키는 강력한 요인
- 스트레스 상황을 타인의 도움을 받아 해소
- 사회적 지지는 스트레스의 강도가 높아지더라도 신체적 안녕과 적응에 긍정적인 영향을 미친다.
- 유형
  - 인지적 지지 : 정보, 지식, 조언 등
  - 정서적 지지 : 편안함, 존중, 사랑, 돌봄, 염려 등
  - 물질적 지지 : 문제 상황을 해결하는데 도움이 되는 상품 또는 서비스 등

(4) 적응

대응결과인 적응은 스트레스의 1차적 평가, 2차적 평가의 결과이며, 스트레스 상황과 자원 활용을 통한 대응노력에 따라 영향을 받는다. 적응의 유형은 감정의 안녕, 기능적 상태(건강상태 또는 질병의 진행정도 등), 건강행동으로 나타나며, 건강에 바람직한 행동은 근심을 줄이고 긍정적 효과를 증진시키는 의미중심대응과정(meaning-based coping process)을 통해 나타난다.

2) 수행 지침

▷ 스트레스를 성공적으로 조절하기 위한 조언

- 상황을 현실적으로 파악하라.
- 수퍼맨 또는 수퍼우먼의 충동을 버려라.
- 한 번에 한 가지 일을 하라.
- 취미를 가져라.
- 명상을 하라.
- 규칙적인 운동을 하라.

- 건강한 생활습관을 가져라.
- 자신의 감정을 다른 사람들과 함께 나누어라.
- 가끔 양보하는 삶을 살아라.
- 사고의 유통성을 가져라.

▷ 명상

- 근육 긴장, 약물남용, 고혈압 등의 치료에 활용된다.
- 생리적 효과 : 혈압 안정, 심박동수 및 호흡수의 감소, 팔과 다리의 혈류 증가
- 심리적 효과 : 불안 감소, 자기실현의 증가, 긍정적인 사고 등
- 방법 : 한 가지 대상 또는 행위에 집중한다.
  (호흡 관찰, 기도문 반복, 근육이완 동작의 반복 등)

▣ 근육이완법

- 암, 편두통, 긴장성 두통, 불안, 우울, 불면 등의 치료에 활용한다.
- 유형 : 점진적인 근육이완법, 자율이완훈련법, 몸통돌리기, 제자리뛰기, 고개돌리기, 손털기, 마사지, 5분 걷기 등
- 점진적인 근육이완법 : 신체의 주요 근육을 점차적으로 긴장시키고 이완시키는 방법
- 팔을 양 옆에 놓고 누워 가능한 한 가장 편한 자세를 취한다.
- 긴장이 풀려 있고 아주 편안하다고 상상한다.
- 아주 깊게 숨을 들이쉬고 잠시 멈춘 후 서서히 내쉰다.
- 다시 한 번 깊게 들이쉬고 '산소가 빠져나가게 놔두는' 기분으로 내쉰다.
- 긴장이 풀리면서 이완되고 있는 것을 느껴 본다.
- 숨을 내쉴 때 긴장이 풀리고 편안해지는 것을 느껴본다.
- 근육의 긴장이 '스르르' 풀려나가는 느낌을 느껴본다.
- 위 과정을 반복한다.

제10장

건전한 성 생활

10.1. 필요성

과거에는 동서양을 막론하고 '성'은 기피하는 주제였으며, 우리나라도 오랜 유교문화로 인해 성을 금기시해 왔다. 특히 이슬람 문화권에서는 월경 중의 여자를 포옹하는 것조차 금하고 있으며, 많은 문화권에서 월경과 임신 중의 성행위를 금기(taboo)로 하고 있다. 반면 유럽에서부터 시작된 사회구조의 변화는 남녀의 성적 역할에도 변화를 초래하였다. 기존의 남성이 가족을 경제적으로 부양하는 가부장적 구조가 변화하면서 여성의 사회참여 비율이 높아졌고, 전통적인 성에 대한 가치와 태도도 변화하였다. 성과 관련된 언어, 사용된 장식, 의복 등은 시대나 사회에 따라 표현되는 정도가 다르지만, 성적 매력을 표현하는 수단으로 활용되어 왔다.

성과 관련된 용어된 용어에는 섹스(Sex), 섹슈얼리티(Sexuality), 성(gender)가 있다. 섹스(sex)의 어원은 라틴어의 'sexus'이며, 영어의 'cut(나누다, 자르다)'에 해당하는 뜻을 지니고 있다. 다시 말해 인간을 남성과 여성으로 나눌 때의 '성'으로 출생과 동시에 선천적으로 결정되는 성을 말한다. 섹슈얼리티(sexuality)는 생물학적 성, 사회적 성의 개념뿐만 아니라 남녀 간의 행동, 느낌, 의미 및 사회적 관행까지도 포함하는 포괄적 개념이다. 생물학적 성 뿐만 아니라 우리가 속해 있는 사회나 문화에 따라 남성으로서 혹은 여성으로서 어떻게 생각하고 느끼는지에 관한 개념이다. 사회적 혹은 심리적 성(gender)은 남성다움 혹은 여성다움에 대한 심리적 감정으로 사회 · 문화적 환경의 영향을 받으면서 형성되기 시작한다. 특히 성 생활과 건강문제는 그 사회가 공유하고 있는 성의식, 결혼제도와 관련성이 깊다. 20세기 초반까지 많은 문화권 내에서 일부다처제(polygamy)를 허용하였지만, 대부분의 현대사회는 일부일처(monogamy)를 허용하고 있다.

성 매개 감염병은 감염된 사람과 성적 접촉을 통해 감염되는 모든 질병을 말한다. ST-D(Sexually Transmissible Disease) 또는 VD(Veneral Disease)로 표기되며, 성기, 입, 항문의 접촉을 통해서 감염이 가능하다. 우리나라의 5대 성 매개 감염병은 임질, 클라미디아, 연성하감, 성기단순포진, 첨규콘딜롬이며, 총 발생 건수는 다소 증가하고 있는 추세이다. 원인은 박테리아, 바이러스, 세균, 알러지원, 에스트로겐 결핍, 화학약품의 민감성 등이며, 질병에 따라 복합적인 원인을 갖는 경우도 있다.

한편 건전한 성 생활과 관련이 깊은 인간면역결핍증후군(Acquired Immunodeficiency Syndrome, AIDS)은 인간면역결핍바이러스(Human Immunodeficiency Virus, HIV)에 의해서 감염된다. HIV는 인간의 면역체계를 공격하여 저항력을 무력화시키고, 우리 몸의 면역을 담당하는 백혈구인 T 임파구를 골라 파괴한다. 에이즈(AIDS)의 주요 증상은 피로, 발열, 두통, 식욕 상실, 인후통 등이며, 1-2주 내 증상이 가라앉고 수년 간 증상없이 생활하다 3-12년 후 몸의 면역체계가 파괴되면서 림프절이 붓고, 피로, 설사, 체중 감소, 합병증 유발 등의 증상이 나타난다. 이로 인하여 각종 세균, 바이러스, 기생충 등에 의한 기회 감염이 확대되고, 폐렴, 임파선성 종창, 수포진, 전신 피부염 등이 발생하며, 1개월 이상의 기침이 지속된다. 에이즈(AIDS)는 아직까지 치료제가 개발되지 않아, 사망률이 높은 질환 중 하나이다.

에이즈(AIDS)의 감염 경로는 HIV 감염자와의 성관계, 수혈, 주사 또는 바늘의 공동 사용, 내장 이식, 항문 성교 등이며, 에이즈(AIDS) 환자와 키스 할 경우 잇몸에 상처가 있으면 상처 난 부위를 통해 감염될 수 있다. 에이즈(AIDS)를 치료할 수 있는 약제는 아직 개발되지 못하였고, 에이즈의 진행을 늦추고 생존 기간을 연장시키기 위해 1995년부터 3가지 약제를 동시에 복용하는 칵테일요법을 활용하고 있다.

성 매개 감염병과 에이즈(AIDS)를 예방하기 위해서는 콘돔을 반드시 사용해야 하고, 단 한번이라도 잘 알지 못하는 상대와 불건전한 성관계를 가졌다면 반드시 검사를 해야 한다. 성 매개 감염병은 면역이 생기지 않기 때문에 수시로 검사를 받는 것이 좋으며, 여러 사람과 성적 접촉을 하지 않는 것이 좋다. 잘 알지 못하는 사람, 여러 사람과 성관계를 하는 사람, 사회에서 금지하는 약물을 사용하는 사람, 성 매매업에 종사하는 사람 등과의 성관계를 피해야 하며, 항상 성관계 전후에는 생식기를 세척해야 한다.

10.2. 생식구조

남성과 여성의 생식기관은 발생 초기에는 유사한 해부학적인 구조를 보이지만 사춘기가 되면서 확연한 차이를 보인다. 여성의 생식구조는 외부생식기(External Structures, genitals)과 내부생식기(Internal Structures)로 구분한다.

1) 여성의 생식구조

▷ 여성의 외부생식기 : 외음부(Vulva)

- 치구(Mons Pubis) : 피하지방조직이 잘 발달되어 있는 부위
- 음핵(Clitoris) : 남성의 음경과 상동기관, 외음부의 위쪽 끝에 위치
- 대음순과 소음순(Labia Majora and Labia Minora)
  - 치구에서 항문 쪽으로 뻗어있는 종으로 된 피부의 주름
  - 질전정(음핵과 회음을 둘러싸고 있는 함몰부), 바르톨릴선

▷ 여성의 내부생식기(Internal Structures)

- 질(Vagina)
  - 외음부에서 자궁까지의 길이 8~9cm 정도 되는 근육의 관
  - 신축성, 탄력성, 신경이 분포되어 있지 않음.
  - 구성 : 처녀막(질 입구), 그레펜베르그 스팟(G spot, 질 내) 등
  - 질 분비물의 산성도(pH): 4.0~5.0
  - 질 입구의 조임근 : 항문과 8자근으로 연결
- 자궁(Uterus)과 자궁목관(경부, Cervix)
  - 두꺼운 근육 벽으로 된 속이 빈 장기
  - 마치 서양 배를 거꾸로 놓은 듯한 모양
  - 길이 6~8cm, 넓이 5cm, 깊이 3cm, 무게 50~70g
- 난소(Ovaries)
  - 자궁의 좌우에 한 개씩 부착되어 있는 타원형의 기관
  - 길이 2.5~5cm, 넓이 1.5~3cm, 두께 0.6~1.5cm
  - 출생 시 좌우 난소에 약 75만개의 미성숙난포(원시난포) 보유
  - 일생동안 배란되는 난자의 수: 약 450개

- 난포호르몬(estrogen), 황체호르몬(progesterone) 분비

- 난관(Fallopian Tubes)
  - 자궁의 위쪽 좌 · 우에 붙어 있는 가늘고 긴 관 (약 12cm)
  - 좁은 부위의 직경 2~3mm, 팽대부의 직경 5~8mm
  - 말단부분 : 난관 팽대부, 나팔모양(나팔관)
  - 난자 이동 : 섬모운동, 연동운동

2) 남성의 생식구조

▷ 외부생식기(External Structures)

- 음경(Penis)
  - 요도가 통해 있는 둥근 통과 같은 기관
  - 방광 내에 고여 있는 소변을 배설하는 역할
  - 질 내로 사정되는 정액의 통로 역할
- 음낭(Scrotum) : 고환과 부고환, 정관의 일부가 들어가 있는 주머니

▷ 내부생식기(Internal Structures) : 정자의 형성과 안드로겐 분비

- 두 개의 고환(testes)
- 정세관(seminiferous tubules)
- 좌우 양측으로 존재하는 부고환(epididymis)
- 정관(vas deferens)
- 정낭(seminal vesicles)
- 사정관(ejaculatory duct)
- 전립선(prostate gland) 등

3) 생식호르몬

여성생식호르몬은 난소, 부신피질, 태반, 시상하부, 뇌하수체 등을 통해 에스트로겐, 프로게스테론, 성선자극분비호르몬, 난포자극호르몬, 황체형성호르몬, 인간융모성선자극호르몬, 테스토스테론, 옥시토신, 프로락틴, 프로스타글란딘 등이 분비된다. 남성생식호르몬은 고환, 부신피질, 시상하부, 뇌하수체, 전립선 등을 통해 테스토스테론, 성선자극분비

호르몬, 난포자극호르몬, 간질세포자극호르몬, 인히빈, 리랙신 등이 분비된다.

[표 10-1] 여성 생식 호르몬

호르몬(Hormone)	분비되는 기관	기능
에스트로겐 (Estrogen:estradiol, estrone, estriol 포함)	난소(난포), 부신피질 (adrenal glands), 태반	이차성징의 발달, 생식기간의 성숙, 배란, 자궁점막의 증식, 정기적 월경주기, 임신 유지
프로게스테론(Progesterone)	난소(황체), 부신피질 (adrenal glands)	가슴발달촉진, 자궁내막을 분비기로 유도, 정기적 월경주기, 임신유지
성선자극분비호르몬 (Gonadotropin–releasing hormone:GnRH)	시상하부 (hypothalamus)	생식선의 성숙을 촉진, 정기적 월경주기
난포자극호르몬 (Follicle–stimulating Hormone:FSH)	뇌하수체(pituitary)	정기적 난소기능, 난포의 발달
황체형성호르몬 (Luteinizing hormone:LH)	뇌하수체(pituitary)	에스트로겐과 프로게스테론의 생산 지원, 난포의 성숙 및 배란
인간융모성선자극호르몬 (Humanchorionicgonadotro– pin:HCG)	태아(embryo)와 태반	임신의 지속
테스토스테론 (Testosterone)	난소, 부신피질	성적 흥미 자극
옥시토신(Oxytocin)	시상하부 (hypothalamus)	분만 시 자궁 수축.
프로락틴(Prolactin)	뇌하수체	젖의 분비 자극
프로스타글란딘 (Prostaglandins)	모든 체세포	호르몬 반응, 근육 수축

[표 10-2] 남성 생식 호르몬

호르몬(Hormone)	분비되는 기관	기능
테스토스테론(Testosterone)	고환, 부신피질	정자생산 자극, 이차성징의 발달, 주기적 성욕
성선자극분비호르몬 (Gonadotropin–releasing hormone:GnRH)	시상하부 (hypothalamus)	정자생성 동안 뇌하수체 자극
난포자극호르몬 (Follicle–stimulating Hormone:FSH)	뇌하수체 (pituitary)	고환에서의 정자생산 자극

간질세포자극호르몬(ICSH)	뇌하수체 (pituitary)	고환 간질세포의 발달 촉진을 통해 남성 호르몬인 테스토스테론 분비
인히빈(Inhibin)	고환	FSH의 분비를 억제함으로써 주기적인 정자 생성
리랙신(Relaxin)	전립선	정자 운동성 증가

10.3. 성 매개 감염병과 건강문제

성 매개 감염병은 각 질환별로 주요 증상이 차별적으로 나타나며, 합병증의 위험도가 높은 질병이다. 성 매개 감염병의 유형은 다음과 같다.

▷ 성 매개 감염병의 유형

- 바이러스, 박테리아 : 클라미디아 트라코마티스 등
- 박테리아 : 임질, 매독 등
- 바이러스 : 성기 사마귀, 음부 포진 등
- 세균, 알러지원, 에스트로겐 결핍, 화학약품의 민감성: 질염 등

우리나라에서 발생하는 대표적인 성 매개 감염병은 클라미디아, 임질, 매독, 연상하감, 성기 단순포진, 첨규콘딜롬이며, 주요 증상과 합병증은 다음과 같다.

[표 10-3] 성 매개 감염병의 주요 증상 및 합병증

구분	증상	합병증
클라미디아	• 가장 흔한 성병 : 남, 녀, 신생아 등 • 성 접촉, 무증상 • 남성 : 비임균성 요도염 발생, 요도 분비물, 배뇨 곤란 • 여성 : 자궁경부염 발생, 난관 손상 및 폐쇄(불임), 복통, 출혈, 미열 등 • 위험군 : 25세 이하, 미혼여성, 저소득층, 경구피임약 복용자, 성교자 다수, 임질에 이환된 여성 등 • 임질의 증상과 유사하다.	• 남성 : 부고환염, 전립선염, 불임 등 • 여성 : 난관염, 불임, 자궁 외 임신, 만성골반염(골반염증성질환) 등
임질	• 남성 : 배뇨 시 찌르는 듯한 통증, 음경 끝에서 고름과 같은 노란색 분비물을 배출한다. • 여성 : 50~80%가 관찰 가능한 초기 증상이 없고 자궁경부가 부어올라 증세를 자각하기 어렵다.	• 남녀 모두 치료받지 않으면 불임을 초래할 수 있다. • 임산부 임질: 태아의 임질성 안염을 유발하여 실명의 원인이 될 수 있다.

매독	• 1기 : 단단하고 통증이 없는 결정이 음경, 질 경부, 혀, 입술에 발생한다. • 2기 : 피부 병변이 여러 가지 형태로 점차 전신으로 퍼진다. • 치료하지 않으면 5~20년 후 심장, 대동맥, 뇌, 중추 신경계 등 신체 조직이 감염될 수 있다. • 심각한 심장병, 뇌척수 손상으로 사망을 초래한다.	• 임산부 매독: 태아의 간, 비장에 염증 발생 • 피부병, 신경염 등의 합병증 유발
연성하감	• 작은 피부 유두나 작은 농포 발생 • 2~3일 이내에 통증있는 궤양 발생	• 환자의 50%에서 궤양이 발생한 후 약 5~8일 후 서혜부 임파선에 염증이 전파된다.
성기 단순포진 (헤르페스 바이러스 감염증)	• 외부 성기 부위에 물질이 발생한다. • 가려움증, 발열, 근육통, 피로감, 무력감, 경부 임파선 비대 등이 발생한다. • 한 번 감염되면 신경절에 바이러스가 잠복하여 평생 동안 재발성 감염증을 유발한다.	• 뇌염, 뇌수막염을 유발한다.
첨규콘딜롬 (곤지름)	• 성기나 항문 주위 흰색, 핑크색, 혹은 연갈색 닭벼슬 모양으로 번지는 사마귀가 발생한다. • 남성의 발병률이 여성보다 2배 정도 높다.	• 임산부의 곤지름: 신생아 인유두종 바이러스 감염을 유발한다.

10.4. 피임법

출산을 제한하고, 원치 않는 임신을 사전적으로 예방할 수 있는 방법이 피임법이다. 피임법에는 남성이 사용하는 콘돔이 있고, 여성이 사용하는 먹는 피임약, 이식형 피임법, 붙이는 피임법, 자궁 내 장치, 살정제, 사후 피임약이 있다. 이 중 콘돔의 사용은 성 매개 감염병과 에이즈(AIDS)를 예방하는데 효과적인 것으로 알려져 있다. 각 피임법의 사용법, 장점, 단점, 주의사항은 다음과 같다.

[표 10-4] 피임법의 장점과 단점

피임법	사용법	장점	단점 및 주의사항
콘돔	• 성행위 시작 전 발기된 음경에 콘돔을 씌운다. • 사용 전 반드시 유효 기간을 확인해야 한다.	• 간편성 • 성병 예방 • 경제성	• 라텍스 콘돔에 알레르기가 있는 사람은 부적합하다. • 열에 약하므로 서늘하고 건조한 곳에 보관해야 한다.
먹는 피임약	• 월경 시작 첫날부터 약을 먹기 시작해서 매일 같은 시간에 빠짐없이 복용해야 한다. • 성관계 하기 전 적어도 2주 전부터 먹어야 효과가 있다.	• 피임 효과가 매우 높다.	• 흡연, 고혈압, 당뇨, 간 질환, 심장질환 환자에게 적당하지 않다. • 의사의 처방 없이 구입이 가능하다. • 약사, 의사와 상의 후 복용하는 것은 좋다.

이식형 피임법	• 월경 1~5일째 의사가 팔에 국소마취제를 주사하여 절개한 후 호르몬이 들어 있는 작은 봉을 삽입한다.	• 삽입 즉시 효과가 나타난다. • 3년 간 효과가 지속된다.	• 불규칙한 질 출혈, 두통, 체중 변화, 우울증 등의 증상이 나타날 수 있다. • 삽입하는 것보다 제거하기가 더 어렵다.
붙이는 피임법	• 의사의 처방으로 패치를 월경 5일 한에 3주 연속 붙인 후, 한 주 쉰다. • 일주일에 한 번씩 유방을 제외한 신체 여러 부위로 바꾸어 가며 붙인다.	• 먹는 피임약과 동일하다.	• 체중 증가, 유방 압통, 기분 변화 등의 증상이 있다. • 패치가 떨어졌을 때 24시간 내에 다시 부착해야 한다.
자궁 내 장치	• 의사가 자궁 안에 작은 장치를 삽입한다.	• 삽입 후 3개월은 장치가 이탈할 위험이 있으므로 다른 피임방법을 병행해야 한다.	• 골반염에 걸릴 위험이 높고 월경에 변화가 생길 수 있다. • 무월경, 월경 과다 • 이탈 방지를 위해 6개월에 1회씩 검진을 받도록 한다.
살정제	• 성관계 30분 전 질 안에 살정제를 삽입한다.	• 경제적이다.	• 실패율이 높아 다른 피임법과 같이 사용해야 한다.
사후 피임약	• 성관계 후 72시간 내 의사의 처방을 받아 복용한다. • 가능한 한 빨리 먹는 것이 효과가 높다.	• 시간이 중요하다. • 효과 – 24시간 내 98% – 48시간 내 85% – 72시간 내 58%	• 반복 사용 시 효과가 떨어진다. • 메스꺼움, 구토, 하복부 통증, 월경과다, 월경 지연, 두통 등이 있을 수 있다.

▷ 더블 더치(double dutch) 피임법

더블 더치란 두 개의 줄을 서로 반대쪽으로 돌리는 줄넘기 놀이에서 유래한 말이다. 주로 남성이 사용하는 콘돔도 잘못 사용하면 피임 실패로 이어질 수 있기 때문에 콘돔 사용과 피임약 복용 등의 2중 방어벽을 통해 피임 실패 및 임신중절수술(인공유산)의 위험을 극복하자는 뜻으로 사용되고 있다.

참고문헌

국민건강보험공단. (2019). 건강보험의 이해. https://www.nhis.or.kr/menu/retriveMenuSet.xx?menuId=B2273

국민건강보험공단. (2017). 2017 비만백서. http://hi.nhis.or.kr/bb/ggpbb004/ggpbb004_m02.do?bm_idx=&bm_type=&bd_idx=BD00006975&view_type=view&rnum=2&search_gubun1=&search_gubun2=&search_gubun3=&search_str=2017 비만백서&search_type=all&pageIndex=1

김명, 고승덕, 김영복, 김혜경, 박남수, 손애리, 박남수, 오유미, 유승현, 이은미. (2017). 보건교육과 건강증진. 서울:계축문화사

김명, 서미경, 서혜경, 김영복. (2003). 보건교육의 이론과 적용. 서울:계축문화사.

김영임, 정혜선, 배경희. (2008). 건강증진 이론과 적용. 서울:에피스테메.

대한예방의학회. (2015). 예방의학과 공중보건. 서울: 계축문화사.

법제처. 국가법령정보센터. (2019). http://www.law.go.kr/LSW/main.html

보건복지부, 질병관리본부. (2015). 2014 국민건강통계I. 오송: 질병관리본부.

보건복지부. (2011). 국민건강증진종합계획(2011~2020). 세종: 보건복지부.

보건복지부, 한국건강증진개발원. (2017). 음주폐해예방가이드: 임산부 음주. https://slidesplayer.org/slide/17206273/

보건복지부, 한국건강증진개발원. (2015). 제4차 국민건강증진종합계획 (2016-2020).

오상우 등. (2002). 한국인의 비만관련 질병의 발생과 사망률 분석을 통한 비만기준 탐색. 대한비만학회지, 11(suppl3), p.304.

이원철, 임현우, 이순영 등. (2007). 평생건강검진체계 구축 및 검진의 효율성 제고 방안. 보건복지부.

임은실, 김영복, 고민정, 이정석. (2009). 보험자 건강증진사업 모형개발. 국민건강보험 공단 연구보고서 2009-01.

정영호. (2013). 고령자의 복합만성질환 분석: 외래이용을 중심으로. 세종: 한국보건사회연구원.

통계청 국가통계포털. (2019). 연도별 사망원인 순위. http://kosis.kr

한국건강증진개발원. (2015). 2014 Health Plan 2020 Annual Report.

Brownson RC, Baker EA, Boyd RL, et al. (2004). A community-based approach to promoting walking in rural areas. Am J Prev Med, 27(1), pp.28-34.

Centers for Disease Control and Prevention. (2019). http://www.cdc.gov

Centers for Disease Control and Prevention. (2019). http://www.thecommunity-guide.org

Cottrell RR, Girvan JT, McKenzie JF. (2009). Principles and Foundations of Health Promotion and Education. 4th ed. SF: Pearson Benjamin Cummings.

Edlin G & Golanty E. (2010). Health & Wellness. 3rd ed. Sudbury: Jones and Bartlett Publishers.

Eriksson A, Jansson B, Haglund BA, Axelsson R. (2008). Leadership, organization and health at work: a case study of a Swedish industrial company. Health Promotion International, 23(2), pp.127– 33.

Fletcher A. (1994). Thin for Life. Boston: Houghton Mifflin.

Lalonde M. (1974). A new perspective on the health of Canadians: a working document. Ottawa: Government of Canada.

Minister of Supply and Service Canada. (1981). A new perspective on the health of Canadians: a working document.

O'Donell M. (2002). Health promotion in the workplace. 3rd ed. NY: Delmar.

Office of Disease Prevention and Health Promotion. (2019). Healthy people 2020 leading health indicators: progress update. https://www.healthypeople.gov/2020/leading–health–indicators/Healthy–People–2020–Leading–Health–Indicators%3A–Progress–Update

Okosun IS, Glodener M, Dever A. (2003). Diagnosed Diabetes and ethnic disparites in adverse health behaviors of American women. Journal of the Natonal Medical Association, 95(7), pp.523–32.

Olsen M. et al. (2000). Weight cycling and high–density lipoprotein cholesterol in women: evidence of an adverse effect. Journal of American College of Cardiology, 36, pp.1565–71.

Reger B, Cooper L, Booth–Butterfield, et al. (2002). Wheeling Walks: a community campaign using paid media to encourage walking among sedentary older adults. Prev Med, 35(3), pp.285–92.

Sanderson, et al. (1996). Effect and Stage Models in Community Intervention Profammes; and the Development of the Model for Management of Intervention Programme Preparation (MMIPP). Health Promotion International, 11(2), pp.143–156.

Stewart AL, Verboncoeur CJ, McLellan BY, et al. (2001). Physical Activity Outcomes of CHAMPS II: A Physical Activity Promotion Program for Older Adults. J Gerontol A Biol Sci, 56(8), pp.M465–M470.

World Health Organization. (2002). The world health report 2002–Reducing Risks, Promoting Healthy Life, Geneva.

World Health Organization Expert Consultation. (2004). Appropriate body–mass index for Asian populations and its implications for policy and intervention strategies. Lancet, 363, pp.157–163.

World Health Organization. (2019). Health Promotion. http://www.who.int/healthpromotion/en

찾아보기

ㄱ

ㅇ

ㅈ

ㅊ

ㅋ

ㅌ

김영복 보건학박사

(현) 대구대학교 재활과학대학 재활건강증진학과 교수
(현) 전국대학보건학교육협의회 회장
(현) 한국보건학교육학회 회장
(현) 한국보건교육건강증진학회 부회장
(현) 알코올과건강행동학회 부회장
(현) 한국보건의료인국가시험원 보건교육사 국가시험위원회 위원
(현) 한국건강증진개발원 보건교육사 자격심의위원회 위원
(현) 대구광역시 통합건강증진사업지원단, 시민건강위원회 위원
(현) 경산발전전략위원회, 지역보건의료계획 심의위원회 위원

"이 저서는 2019학년도 대구대학교 학술연구비 지원에 의한 연구결과물임"

라이프스타일과 건강증진 값 12,000원

2019년 12월 23일 제1판 인쇄
2019년 12월 27일 제1판 발행

저 자 : 김 영 복
발행인 : 주 영 일
발행처 : **계 축 문 화 사**

서울특별시 종로구 통일로12길 16-17
우편번호 : 03029
TEL : 735-2257 · 738-9746
FAX : 723-9025
E-mail : gyechuk@hanmail.net
홈페이지 : http://gyechuk.co.kr
1973. 10. 31 등록번호 제300-1973-8호
ISBN 978-89-5629-575-6 93510